乳腺癌全程管理优化

Optimizing Breast Cancer Management

原　　著	〔美〕William J. Gradishar
丛书主编	〔美〕Steven T. Rosen
主　　审	江泽飞
主　　译	李南林　李烦繁　杨继鑫
副 主 译	卫美辰　王　磊　魏洪亮
	李　信
译　　者	巫　姜　杨玉庆　马　文
	余　婧　杨　璐　郝军生
	林晓波　贾　环　肖晶晶

U0377050

世界图书出版公司

西安　北京　广州　上海

图书在版编目（CIP）数据

乳腺癌全程管理优化 /（美）威廉 J.格雷迪夏（William J. Gradishar）主编；李南林，李烦繁，杨继鑫主译 . —西安：世界图书出版西安有限公司，2020.6
　ISBN 978-7-5192-4918-2

　Ⅰ.①乳…　Ⅱ.①威…　②李…　③李…　④杨…　Ⅲ.①乳腺癌—诊疗　Ⅳ.① R737.9

中国版本图书馆 CIP 数据核字（2020）第 092251 号

First published in English under the title
Optimizing Breast Cancer Management
edited by William J. Gradishar
Copyright © Springer International Publishing AG, 2018
This edition has been translated and published under licence from
Springer Nature Switzerland AG.

书　　名	**乳腺癌全程管理优化**	
	RUXIANAI QUANCHENG GUANLI YOUHUA	
原　　著	〔美〕William J. Gradishar	
丛书主编	〔美〕Steven T. Rosen	
主　　译	李南林　李烦繁　杨继鑫	
责任编辑	杨　莉	
装帧设计	新纪元文化传播	
出版发行	**世界图书出版西安有限公司**	
地　　址	西安市高新区锦业路 1 号都市之门 C 座	
邮　　编	710065	
电　　话	029-87214941　029-87233647（市场营销部）	
	029-87234767（总编室）	
网　　址	http://www.wpcxa.com	
邮　　箱	xast@wpcxa.com	
经　　销	新华书店	
印　　刷	陕西金和印务有限公司	
开　　本	787mm×1092mm　　1/16	
印　　张	14.5	
字　　数	200 千字	
印　　次	2020 年 6 月第 1 次印刷	
版　　次	2020 年 6 月第 1 版	
版权登记	25-2020-092	
国际书号	ISBN 978-7-5192-4918-2	
定　　价	118.00 元	

医学投稿　xastyx@163.com　‖　029-87279745　029-87284035
☆如有印装错误，请寄回本公司更换☆

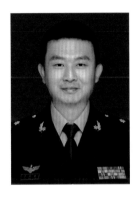

李南林 医学博士，空军军医大学（原第四军医大学）西京医院甲状腺乳腺血管外科副主任医师，副教授，硕士研究生导师。

主要社会任职：中国抗癌协会乳腺癌专业委员会委员，中国临床肿瘤学会（CSCO）乳腺癌专家委员会委员，中国临床肿瘤学会患者教育专家委员会委员，中国医药教育学会乳腺疾病专业委员会常委，陕西省抗癌协会乳腺癌专业委员会常委、秘书，陕西省保健协会乳腺疾病专业委员会常委，陕西省抗癌协会抗癌药物专业委员会常委，陕西省抗癌协会肿瘤综合治疗专业委员会委员。

科研方向与成果：长期从事甲状腺乳腺血管外科临床工作，擅长乳腺癌和甲状腺癌的个体化、规范化治疗。主要研究方向为乳腺癌内分泌及分子靶向治疗的耐药性研究。承担多项国家自然科学基金和省部级基金项目。2008 年被评为空军军医大学"精品课程教员"。2009 年 4 月被列为空军军医大学首批"青年英才支持计划"资助对象。2014 年荣立个人三等功一次。以第一作者和通讯作者发表 SCI 论文 21 篇，国家专利 13 项。主（参）编专著 9 部。

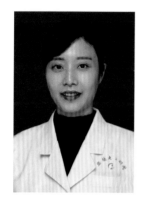

李烦繁 医学博士，安徽医科大学第二附属医院肿瘤四病区主任，副主任医师，副教授，硕士研究生导师。

主要社会任职：中华医学会肿瘤学分会乳腺肿瘤青年学组委员，中国医药教育学会乳腺疾病专业委员会委员，中华医学会安徽分会肿瘤学分会新靶点药物学组副组长兼秘书，安徽省临床肿瘤学会青年专业委员会副主任委员，安徽省全科医学会甲状腺乳腺外科分会常务委员，中华医学会安徽分会肿瘤学分会青年委员，中华医学会安徽省肿瘤内科学会委员，中华医学会安徽分会乳腺病学分会第二届青年委员。

科研方向与成果：长期从事肿瘤科研、临床工作，专注肿瘤疾病综合诊治，擅长乳腺、肺及消化道肿瘤的治疗。乳腺癌领域的主要研究方向为不同分子分型乳腺癌的精准疗效预测。主持国家自然科学基金及省部级基金多项，发表专业论文 10 余篇。

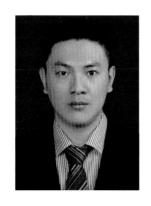

杨继鑫 医学硕士，美国哈佛大学医学院丹娜法伯癌症研究院（Dana-Farber Cancer Institute）访问学者，空军军医大学（原第四军医大学）西京医院甲状腺乳腺血管外科医师。

主要社会任职： 中国临床肿瘤学会（CSCO）会员。

科研方向与成果： 长期从事于甲状腺乳腺血管外科临床工作，擅长乳腺癌的规范化治疗。主要研究方向为运用全基因组 CRISPR Screens 筛查雌激素受体阳性乳腺癌治疗的新靶点。参与国家自然科学基金及省部级基金多项，发表专业论文 8 篇。

郑重声明

本书提供了相关主题准确及权威的信息。由于医学是不断更新并拓展的领域，因此相关实践操作、治疗方法及药物都有可能会改变，建议读者审查相关主题的最新信息，包括产品的制造商、建议剂量、配方、方法和疗程、不良反应及相关措施。作者、编辑、出版者或经销商不对书中的错误或疏漏以及应用其中信息产生的任何后果负责，关于出版物的内容不作任何明确或暗示的保证。作者、编辑、出版者和经销商不承担由本出版物所造成的任何人身或财产损害责任。

"乳腺癌"的热点从未消退。随着筛查技术的进步和人们健康意识的提高，更多的医生和患者迫切需要寻求更准确的诊断技术和更有效的治疗方法。

"将欲灭之，必先学之。"作为世界范围内发病率和致死率最高的女性恶性肿瘤之一，乳腺癌的发病原因复杂，不仅包括后天环境因素，基因的作用更加重要。近年来，随着分子生物学的不断发展和基因检测技术的进步，人们对乳腺癌生物学行为的了解日益深入，很多新型靶向药物不断涌现，免疫治疗技术也不断改进，乳腺癌患者较之前可以获得更好的预后。乳腺癌的诊断和治疗需要多个学科的共同参与，包括外科、内科、核医学科、放射影像科、病理科等，然而，不同科室的临床医生在诊治乳腺癌过程中经常会面临一些相同的困惑，例如如何明确乳腺癌的筛查范围和方式？如何制订个体化的内分泌治疗方案和化疗方案？早期乳腺癌患者的腋窝管理标准是什么？这些富有争议的问题始终困扰着临床医生的决策，进一步影响患者的治疗和结局。

《乳腺癌全程管理优化》一书就上述问题给出了详细的分析和权威的解答。本书主编 William J. Gradishar 为美国西北大学 Feinberg 医学院的乳腺肿瘤学教授，担任美国国立综合癌症网络（NCCN）乳腺癌研究组责任主席，是乳腺癌领域的权威专家。全书共分 11 个章节，每个章节关注不同的乳腺癌相关问题，并给出专家建议。例如，乳腺 X 线筛查的时机与频次在临床推广过程中一直富有争议，对此本书第 3 章专门就这个问题进行了探讨；对目前的导管内原位癌（DCIS）诊疗环境，作者根据最新的研究结论，提出 DCIS 是与浸润性癌发生风险增加相关的病理学表现，临床上应尽量避免过度治疗，这对于我们的临床实践非常有意义；目前 HR 阳性乳腺癌的辅助内分泌治疗也是研究的热点，作者对此进行了详细分析，提供了全方位、多角度的考量内容；此外，本书还详细阐述了前哨淋巴结活检（SLNB）的应用、个体化化疗方案的实施、辅助内分泌治疗的新进展等等，并关注了乳腺癌治疗相关的性功能障碍和生育力保护方面的问题。本书虽然篇幅不大，但内容丰富，观点新颖，是一本前所未有的乳腺癌诊疗临床指南类书籍，不仅解决了诸多有争议的话题，而且对难点问题提供了指导建议，对我们的临床工作具有非常重要的指导和参考作用。

感谢我们的翻译团队，他们都是在繁忙的临床一线工作的医生，利用有限的休息时间，反复揣摩医学专业术语，不厌其烦地商讨译文细节，力求尊重原著，译意准确，历时半年，坚持不懈地圆满完成了本书的翻译。同时还要感谢世界图书出版西安有限公司的大力协助和支持，才能使本书顺利出版。

毋庸讳言，因能力所限，翻译不妥之处在所难免，敬请各位读者批评指正。希望本书的出版可以帮助所有参与乳腺癌管理的临床医生扩充乳腺癌诊疗相关知识和提高技术水平，最终造福于乳腺癌患者。

李南林

2020 年 4 月 20 日

CONTENTS   目　录

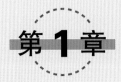

保持年轻乳腺癌患者生育力的方案

Elizabeth S. Constance, Molly B. Moravek, Jacqueline S. Jeruss

E. S. Constance · M. B. Moravek
Department of Obstetrics and Gynecology, University of Michigan Health Systems,
Ann Arbor, MI, USA

J. S. Jeruss (✉)
Department of Surgery, University of Michigan, Ann Arbor, MI, USA
e-mail: jjeruss@med.umich.edu

J. S. Jeruss
Division of Surgical Oncology, 3303 Cancer Center, 1500 East Medical Center Drive,
Ann Arbor, MI 48109, USA

© Springer International Publishing AG 2018
W. J. Gradishar (ed.), *Optimizing Breast Cancer Management*, Cancer Treatment
and Research 173, https://doi.org/10.1007/978-3-319-70197-4_1

摘要：乳腺癌是目前有生育力女性最常见的恶性肿瘤。乳腺癌的治疗策略可能会涉及完全去除或减弱女性患者的生育力，故应该在实施具有性腺损伤的乳腺癌治疗方案之前，对生育力的保护进行针对性考量。此外，一些不需要化疗的患者在完成辅助内分泌治疗前会错失生殖时间窗。目前保存生育力的方法有卵母细胞和胚胎的冷冻保存，但通过促性腺激素释放激素（gonadotropin-releasing hormone，GnRH）拮抗剂来行卵巢抑制或卵巢组织的低温保存也展示出了良好的前景。生殖医学专家应在最低限度地延迟乳腺癌治疗的情况下，给予有保留生育力愿望的患者最佳的生育力保留方案。

关键词：保留生育力；肿瘤治疗与生育力决策；生殖

1.1 引 言

随着早期诊断和治疗的改善，乳腺癌逐步成为一种预后相对较好的恶性肿瘤之一，目前美国最大的女性恶性肿瘤存活群体就是乳腺癌群体[27]。有研究预测，92% 的年轻乳腺癌患者的 5 年总生存率大于 45 年[20]。此外，有生育力的女性是乳腺癌的高发人群，美国 40 岁以下人群中，年增长乳腺癌患者接近 12 500 例[1]。对于这些基数众多且有着较长生存期的患者，包括生育力在内的生活质量问题变得越来越重要[10,13]。

包括系统性化疗和辅助内分泌治疗在内的标准乳腺癌治疗方案将直接或间接影响生殖健康，比如长期患病导致的治疗年龄相关的生育力减弱和化疗引起的卵巢功能低下。肿瘤治疗过程中导致的不育会给患者造成沉重的心理压力，并严重影响其生活质量，部分患者为了减少不孕的风险甚至会选择效果相对较差的治疗方案[17,18]。因此，育龄期女性乳腺癌患者在进行乳腺癌综合治疗之前，生殖医学专家需要讨论该治疗方案对生育力的影响，并给出保存生育力的方案。为了减少甚至消除肿瘤治疗过程对女性生育力的影响，在诊断为乳腺癌后及时请生殖医学科专家进行评估非常重要。目前没有证据表明，对女性患者生育力的保护会增加其复发风险或降低生存率[17]。

美国临床肿瘤协会（American Society of Clinical Oncology, ASCO）、美国国立综合癌症网络（National Comprehensive Cancer Network, NCCN）和美国生殖医学学会（American Society for Reproductive Medicine, ASRM）出版相关指南，支持育龄期女性乳腺癌患者在确定诊断后，生育力保护相关决策的讨论应该优先于肿瘤的治疗。ASCO 于 2006 年出版的指南推荐肿瘤医生需要指出育龄期女性患者在治疗期间引起丧失生育力的风险，及时讨论可能保存生育力的方案，并推荐对此感兴趣的患者至生殖医学专家[17]。该指南在 2013 年进一步更新，包括医学肿瘤专家、放射肿瘤专家、外科医生在内的医务人员应将肿瘤治疗过程中引起的不孕风险纳入知情同意内容，同时将那些有保留生育力愿望以及对此犹豫不决的患者转诊至生殖医学专家处进行咨询和讨论[19]。对于需要接受具有性腺损伤治疗方案的青少年乳腺癌患者和年轻乳腺癌患者，应制订并推荐保护生育力的方案[22]。

尽管临床指南逐步改进，医护人员对上述推荐的认识也逐步提高，但针对乳腺癌治疗前患者生育力保护的服务仍未得到充分落实。一项针对 20~45 岁初发女性乳腺癌患者的调查问卷显示：50% 的患者不确定或者明确希望将来可以生育，只有 9% 的患者接触到了关于生育力保护的相关信息[10]。另外一项针对 104 例年龄在 18~52 岁的女性乳腺癌患者的研究显示：1/3 的患者认为乳腺癌医生对其生育力保护的方案讨论程度不足，只有 14% 的患者被推荐至生殖专家处进行进一步咨询[26]。

乳腺癌患者在综合治疗后的生育行为是相对安全的。截至目前，多项研究显示：激素受体阳性或者阴性的乳腺癌患者在接受相应的乳腺癌治疗方案后，其生育行为对无病生存（disease-free survival, DFS）和乳腺癌复发率没有显著影响[2,6,19]，除非患者有明确的染色体综合征，同时也没有证据显示如恶性肿瘤史、肿瘤的治疗或生育力干涉会增加遗传风险、先天畸形或者癌症患者子女的恶性肿瘤风险[17]。IBCSG POSITIVE 临床试验聚焦于激素受体阳性乳腺癌患者在经历为期 2 年的内分泌治疗后妊娠的临床信息，其结果值得期待[18]。

1.2 乳腺癌治疗对患者生育力的影响

1.2.1 卵母细胞的发育与生育力

女性的配子发育仅仅发生在胎儿时期，因此，育龄期女性通常有固定数量且不会再生的卵母细胞。卵母细胞的数量在妊娠 24 周达到顶峰，然后开始逐渐下降，至出生时剩余 50 万 ~200 万个 [9]。直到青春期，当下丘脑—垂体—卵巢轴对卵巢产生成熟调控后，相对静止的卵巢才被激活。下丘脑脉冲式释放 GnRH 导致垂体前叶分泌促性腺激素，卵泡刺激素（follicle-stimulating hormone，FSH）和黄体生成素（luteinizing hormone，LH）。产生激素的颗粒细胞和卵泡膜细胞反过来会对 FSH 和 LH 的周期性变化做出反应，促使卵母细胞成熟排卵和产生具有全身作用的性激素，维持骨骼和心血管系统的健康。由于女性生殖细胞的数量在出生时就已确定，因此任何有关卵巢激素产生和卵母细胞储备的不良因素都可能对女性的生育力和健康状况产生长期的不良影响。

大多数运用具有性腺损伤治疗方案后恢复生育力的研究都将闭经作为不孕的替代指标。闭经的标准定义是在未怀孕或者未使用激素避孕药的情况下，月经消失时间 ≥ 6 个月 [12]。虽然很多女性在接受化疗的过程中会产生闭经，但超过 90% 的患者会在治疗后的 12 个月内恢复正常月经 [28]。值得注意的是，即使恢复了正常月经，卵巢储备的损害仍可能会导致生殖期缩短甚至不孕。因此，对于行性腺损伤治疗方案且渴望保留生育力的患者，应忽视规律的月经状态，早期咨询生殖医学专家。

一些研究显示，与 BRCA 基因突变阴性患者相比，BRCA 阳性突变患者的基线卵巢储备较低，这种低水平甚至在化疗开始之前就存在，BRCA1 突变与卵巢储备损害关联度最高 [21]。BRCA1 基因在修复 DNA 双链断裂和端粒长度方面发挥着重要作用，这两者都与生殖期持续时间密切相关 [6]。据推测，BRCA 阳性突变患者的卵母细胞的 DNA 更容易受到损害，临床表现为卵巢储备能力降低 [25]。这种基线卵巢储备能力降低可能会导致患者对化疗引起的不孕更加敏感。同样，与 BRCA 阴性突变且年龄相当的女性相比，BRCA 阳性突变的女性卵巢储备能力对取卵术这一刺激因素的反应性会更差一些 [16]。

1.2.2 化　疗

化疗对生育力的影响主要取决于药物的种类、剂量、剂量强度、给药方式、年龄和患者化疗前的生育力状况[17]。接受烷化剂治疗的患者和年龄 >40 岁的患者更可能出现闭经和早期绝经[12]。

目前乳腺癌化疗的常规方案为多药联合，通常包括阿霉素、环磷酰胺和紫衫烷，其中包括环磷酰胺在内的烷化剂引起卵巢储备抑制和破坏的风险最高。接受环磷酰胺治疗的女性卵巢功能衰竭的概率是未接受者的 4 倍[11]。环磷酰胺的累积剂量越高，患者的卵巢储备能力降低，不孕和早期绝经的发生率越高[11]。

1.2.3 内分泌治疗

对雌激素受体阳性的女性乳腺癌患者通常推荐 5~10 年的辅助内分泌治疗。由于抗激素治疗的致畸作用，在治疗期间通常禁止妊娠。内分泌治疗药物他莫昔芬（TAM）虽然不会对卵巢产生直接损害，但之前已接受具有性腺损伤的治疗方案导致生育力下降的患者长期应用他莫昔芬仍会被进一步推迟妊娠，结果导致多数女性完成辅助内分泌治疗时可能已经处于围绝经期甚至绝经后[20]。

1.2.4 生物免疫治疗

曲妥珠单抗是一种以 HER2 受体为靶点的单克隆抗体药物，是HER2 阳性乳腺癌患者的标准治疗药物之一。曲妥珠单抗对化疗相关性闭经的影响的现有数据显示，应用为期 1 年的曲妥珠单抗在联合化疗时无明显的叠加效应[28]。

1.2.5 放　疗

与系统性化疗相比，乳腺癌局部或全乳放疗时尽管内部散射辐射可能会对卵巢产生间接影响，但对卵巢储备和后期的生育力影响较小[11]。放疗对卵巢组织的影响程度与治疗量、总放射剂量、间隔时间和治疗时的年龄相关[29]。引起卵巢早期功能衰竭的有效分次放疗剂量会随着患者年龄的增加而降低，20 岁为 18.4 Gy，30 岁则为 14.3 Gy。只有当放射剂量 <2 Gy 时，卵巢储备才不会受到明显影响[29]。鉴于潜在的辐射

散射，即使对乳房行局部放疗，在放疗期间也应避免卵母细胞的取出和妊娠。

1.3 卵母细胞和胚胎的冷冻保存

控制性卵巢刺激（controlled ovarian stimulation，COS）低温冷冻成熟的卵母细胞或胚胎是目前建立的保存生育力的有效方法。COS 方案的最新研究进展已经改善了雌激素反应型恶性肿瘤患者的安全性，并缩短了从转诊到完成保存生育力治疗的时间。此外，卵母细胞和胚胎的低温冷冻保存仍是目前保存生育力成功率最高的方法。因此，在患者病情可以耐受 COS 的情况下，应该为有保存生育力愿望的患者提供卵母细胞冷冻保存 [22]。

冷冻保存成熟卵母细胞与胚胎的临床决策应因地制宜，全面考量患者的感情状态、社会、法律和道德方面的因素。截至 2013 年，ASRM 认为卵母细胞冷冻保存不再是实验性的，表明此方法导致的受精、临床妊娠和活产率与新鲜卵母细胞发育的胚胎一致 [7,22]。关于在离婚或解除关系的情况下保存和使用冷冻保存胚胎的法律问题可能会导致卵母细胞冷冻保存的利用率增加。关于冷冻胚胎保存和相关法律的不断完善，可能会提高卵母细胞冷冻保存率。

在 COS 周期中获取的卵母细胞数量取决于多个个体因素，包括年龄、卵巢基线储备和影响卵母细胞质量的环境因素。已有研究表明，即使在接受具有性腺损伤的治疗方案之前，患癌女性的卵巢基线储备对 COS 的反应性和卵母细胞产量就已经可能受损 [22]。对包括 7 项临床研究的共 227 例未治疗的癌症患者和 1 258 名对照者进行荟萃分析，发现癌症患者可提取的成熟卵母细胞数量较少 [8]。此外，由于年龄相关的卵母细胞数量和质量下降，40 岁以后生育力保护的成功率较低，所以许多生殖中心设立了年龄门槛，对超过这个年龄的患者将不再提供 COS。

根据与非癌症相关生育力保护的卵母细胞冷冻保存周期，从卵母细胞到儿童的有效率约为 6.7%。30 岁以下女性的卵母细胞年龄特异性有效率为 7.4%，30~34 岁女性为 7.0%，35~37 岁女性为 6.5%，38 岁以上女性为 5.2% [7]。因此，对于年龄 <38 岁的女性，低温保存 15~20 个处于分裂中期 II 期（MII）的卵母细胞，预计会促成一次有效妊娠的可能性为 70%~80% [7]。

可以将受精后第 1 天还处于 2PN 期的胚胎立即低温冷冻并保存，或将处于第 5 天胚泡阶段的胚胎低温保存，这时具有与新鲜胚胎移植相似的临床妊娠和活产率。在 2PN 期对胚胎进行冷冻保存会导致出现更多的冷冻保存胚胎，因此可能对患者产生一些心理和社会益处，但胚泡期的冷冻保存可以更准确地预测未来怀孕的可能性。在胚胎冷冻保存之前，胚泡期的冷冻保存还可以行胚胎活组织检查，用于胚胎植入前遗传筛查非整倍体或胚胎植入前诊断遗传性基因突变（例如 BRCA 突变）。

1.3.1 控制性卵巢刺激（COS）概述

COS 周期从开始用药到卵母细胞提取大约需要 2 周，平均 11.5d，时间跨度为 9~20d[25]。通过每天皮下注射促性腺激素 FSH 和 LH 来实现 COS。在服用可注射的促性腺激素的同时，每隔 1~2d 通过超声和血清激素检测来监测卵泡大小和雌二醇水平，同时使用 GnRH 拮抗剂或激动剂防止卵母细胞过早排卵。一旦通过超声观察到适当数量的成熟卵泡，就可以使用人绒毛膜促性腺激素（human chorionic gonadotropin，HCG）或 GnRH 激动剂诱发排卵级联效应。在给予 HCG 或 GnRH 激动剂后约 36h，在经阴道超声引导下用卵巢卵泡针进行卵母细胞抽吸。成熟的卵母细胞可以在此时的 MII 期冷冻保存，或者与伴侣或供体精子受精产生胚胎后再冷冻保存。

与卵巢刺激相关的风险包括发生卵巢过度刺激综合征（ovarian hyper stimulate syndrome，OHSS），潜在延迟肿瘤治疗时机，以及血栓栓塞 [22]。COS 方案一直在完善，试图将这些风险降至最低。

1.3.2 随机启动方案

COS 方案通常在月经周期中卵泡早期开始使用卵巢刺激药物，卵巢刺激可能在月经周期中的任何节点开始，通常不会影响卵母细胞的质量或产量 [5,14]。这些所谓的随机启动方案，可以增加生育力保存的途径，将对癌症治疗的延迟程度降到最低。

通常情况下，乳腺癌患者的手术和开始辅助化疗的时间间隔为4~6周，有研究显示，早期乳腺癌患者在手术后12周内开始的化疗对预后没有明显影响[27]。大多数情况下，这个时间窗足够通过COS方案来保存生育力，不会延迟化疗。对于需要新辅助化疗的患者来说，这个时间窗则要更短。一项针对女性乳腺癌患者生育力保存的研究显示，接受新辅助化疗患者的生育力保存和开始化疗之间的时间窗约为14d，而首次接受手术的患者约为55d。这种时间窗差异导致需要新辅助化疗女性的COS方案的使用率较低。此外，该研究还发现患者从癌症的诊断到生育力保护的咨询时间约为18d，这表明如果在癌症诊断后早期开始对生育力进行保存，就有足够的时间完成COS方案，卵母细胞的提取就不会延迟新辅助化疗的开始时间[15]。聚焦于比较随机启动方案与传统卵泡早期保存方案的研究，显示两种方案的效果相当[5,14]。

适当情况下可以进行连续的卵巢刺激和提取，尽可能多地冷冻保存卵母细胞或胚胎，而最大限度地提高未来活产的可能性，从而不会过度延迟存在时间敏感性乳腺癌的治疗[27]。一项关于在乳腺癌开始治疗前就进行生育力保存的非随机研究发现，保存生育力的早期转诊与可完成的卵母细胞提取周期数直接相关。该研究还显示，与仅完成1个周期的患者相比，更可能完成两次卵母细胞提取周期的患者大多在乳腺癌手术之前被转诊至生殖医学专家。两组患者从初始诊断到化疗开始的时间窗没有差异，67个月的随访数据显示两组患者的乳腺癌复发率无差异[27]。

1.3.3 芳香化酶抑制剂的辅助应用

患者和肿瘤医生对保存生育力的主要担心之一是卵巢刺激会增加雌激素反应性乳腺癌的风险。随着卵巢刺激方案的逐步发展，其联合使用促性腺激素和芳香化酶抑制剂可以抑制与卵巢过度刺激相关的雌二醇水平，并维持其接近生理水平。乳腺癌患者的COS方案中最常用的芳香化酶抑制剂是来曲唑，这是一种有效且具有高度选择性的第三代芳香化酶抑制剂。在可获得较多的卵母细胞和胚胎数量且不增加不良事件方面，来曲唑是首选[3,25]。

与标准方案相比，上述方案具有良好的耐受性，并可以获得相同数量的卵母细胞和胚胎，同时可以将激素敏感性肿瘤患者的高雌激素暴露风险降至最低[5]。已有数据显示，来曲唑联合基于 FSH 的 COS 方案不会增加患者的复发风险，无复发生存（relapse-fee survival，RFS）无明显差异[4,15]。因此，包含来曲唑的 COS 方案对有保存生育力愿望的乳腺癌患者是合理且有效的。

1.3.4 卵巢过度刺激综合征（OHSS）

OHSS 是所有 COS 周期中都可能产生的风险，是由 VEGF 介导的血管通透性升高导致的血管内耗竭，以及由于卵巢内多个黄体化卵泡引起的第三流体间隔所引起。由于 OHSS 引起的包括脱水、恶心、呕吐和肺水肿等症状可以干扰和延迟化疗的开始时间，所以缩短 OHSS 的进展过程是肿瘤治疗前保存生育力的重要因素。高水平的 HCG 会加剧OHSS，使用 GnRH 激动剂而不是 HCG 来触发排卵级联反应已被证明可以减少雌激素暴露和改善 OHSS 周期，并在增加成熟卵母细胞和胚胎数量的同时降低 OHSS 的发生率[14]。

1.4 卵巢抑制

在化疗期间用 GnRH 激动剂进行卵巢抑制的方案目前仍值得深入研究。GnRH 激动剂的使用会导致 GnRH 神经元在其活性初始增加后迅速下调，这种下调会抑制垂体前叶对促性腺激素的脉冲式释放，导致更年期样卵巢卵泡生长停止。理论上来说，这种对卵泡生长的抑制使得卵巢发育中的卵母细胞和产生激素的细胞转录活性降低，因此对化疗产生的性腺毒性作用不太敏感，可能会保留化疗后的生育力和内源性激素的产生[14]。除了潜在生育力和激素方面的获益，GnRH 激动剂可能还有其他方面的优点，包括对因化疗引起血小板计数降低的患者抑制月经，减少阴道出血[19]。

预防过早停经的研究（the Prevention of Early Menopause Study，POEMS）通过评估 25~49 岁绝经前激素受体阳性乳腺癌患者，发现有33% 仅接受化疗未行卵巢抑制的患者随后达到卵巢功能障碍的标准（定义为在 6 个月前闭经，同时 FSH 水平处于绝经后状态），而只有 14%

接受化疗的同时行卵巢抑制的患者在两年后才达到这一标准[10]。该研究还发现，该患者人群的试验组无病生存率显著提高[16]。

PROMISE 试验（预防化疗引起的绝经：一项对早期乳腺癌患者的研究）进一步评估了具有激素受体阴性和受体阳性乳腺癌患者，其中80% 的患者为激素受体阳性[28]。这项研究发现，接受卵巢抑制联合化疗的患者怀孕数翻了一倍，月经恢复的可能性也有所增加。重要的是，该研究发现治疗组之间的 DFS 无差异，即使是激素受体阳性队列的亚组分析也无差异[16]。迄今为止，共有 6 项随机对照试验和 8 项针对这些数据的荟萃分析。大多数以上研究揭示了该疗法的潜在功效；然而，在将该治疗视为标准疗法之前，需要进一步的研究和更长时间的随访。

1.5 卵巢组织的冷冻保存

卵巢组织冷冻保存是生育力保护的一种研究性选择，目前仅在美国某些医院的机构审查委员会批准的方案中提供。该技术在化疗开始之前手术切除部分或全部卵巢，然后将卵巢皮质条冷冻保存。这些冷冻保存的卵巢条带可以适时解冻，并自体和原位移植到患者的剩余卵巢上，也可以异位移植到前臂、腹壁或胸壁中。卵巢组织冷冻保存理论上是一次保存成千上万个卵泡的有效方法[22]。移植的卵巢组织可以恢复内源性激素的产生和潜在的生育力。

卵巢组织冷冻保存主要针对青春期前的女孩和不能因卵巢刺激和卵母细胞提取延迟肿瘤治疗的女性[22,23]。据报道，育龄期女性在移植后4~9 个月内恢复正常排卵的月经周期，这与卵泡开始生长和成熟所需的时间一致[23]。研究显示，移植物存活率和卵巢功能恢复的概率不完全相同，从几个月到几年不等，一般取决于移植的组织数量，以及切除卵巢组织时女性的年龄和卵巢储备情况，最长的移植物存活持续时间为 7年[23]。迄今为止，仅有原位移植成功妊娠的案例。

与卵巢组织移植相关的风险包括手术获取组织和随后再植入相关的手术和麻醉风险。目前不建议对 *BRCA* 突变携带者进行卵巢组织冷冻保存，因为有继发卵巢癌的风险，同时还要考量组织移植后隐匿性恶性细胞再生的潜在风险[14]。

卵巢组织冷冻保存是一种前景较好的、新兴的生育力保存方案，可能是患有侵袭性疾病女性的唯一选择，她们不能因行卵巢刺激和卵母细胞提取而延迟治疗。应该向女性患者推荐这种具有研究性质的方案，对于感兴趣的患者应以加急方式提交给相关机构。

1.6 卵母细胞的体外成熟

探寻能够降低患者风险并减少治疗延迟的生育力保存技术是生殖医学中一个重要且快速发展的领域。目前，正在进行的基础实验室研究试图开发从新鲜或以前冷冻保存的卵巢组织中分离和使所有发育阶段卵母细胞和卵泡成熟的方法 [22]。

体外卵母细胞成熟（vitro oocyto maturation，IVM）是在实验室中促进未成熟卵母细胞成熟，冷冻保存成熟卵母细胞或受精后的胚胎组织。这种方法优于传统卵巢刺激和卵母细胞提取，优点包括增加了灵活性，避免大剂量促性腺激素的使用，降低了与卵巢刺激相关药物的成本，以及最低限度地将患者暴露于高水平的雌二醇状况 [25]。2014 年首次报道了通过这种方法实现成功妊娠的案例，但这项技术因长期安全性和疗效尚不清楚，目前仍然处于研究阶段 [22,24]。已经有学者提出将未成熟卵母细胞低温保存以便用于后期 IVM，但仍处于实验阶段 [14]。体外生长和成熟的卵母细胞的能力展示出良好的未来生育力，同时可减轻自体移植相关的风险，包括隐匿性恶性细胞的接种，以及由于移植物寿命缩短而需要进行的多次手术。

1.7 结 论

随着乳腺癌早期检测和治疗的不断改善，越来越多的女性患者有着较长的生存期，随之而来的是患者产生对肿瘤治疗后长期生活质量的担忧。对于育龄期妇女而言，长期生存的最大问题之一是保存生育力的需求。肿瘤专家必须讨论肿瘤治疗对育龄期妇女未来生育力的影响，并将此作为知情同意治疗的一部分。在确定乳腺癌诊断时，应早期将患者转诊至生殖医学专家，这对女性患者了解各种生育力保存方法至关重要。

在存在多种生育力保存选择的情况下，允许患者在不延迟启动挽救生命的肿瘤治疗方案或不影响长期生存的情况下，做出有利于其未来家庭幸福及和睦的个性化决策。

参考文献

[1] American Cancer Society. Breast cancer facts & figures 2015–2016. Atlanta: American Cancer Society, Inc., 2015.

[2] Azim HA Jr, Kroman N, Paesmans M, et al. Prognostic impact of pregnancy after breast cancer according to estrogen receptor status: a multicenter retrospective study. J Clin Oncol, 2013, 31(1):73–79.

[3] Bedoschi G, Oktay K. Current approach to fertility preservation by embryo cryopreservation. Fertil Steril, 2013,99(6):1496–1502.

[4] Boukaidi SA, Cooley A, Hardy A, et al. Impact of infertility regimens on breast cancer cells: follicle-stimulating hormone and luteinizing hormone lack a direct effect on breast cell proliferation in vitro. Fertil Steril,2012,97(2):440–444.

[5] Cakmak H, Rosen MP. Random-start ovarian stimulation in patients with cancer. Curr Opin Obstet Gynecol,2015,27(3):215–221.

[6] Diaz de la Noval B. Potential implications on female fertility and reproductive lifes pan in BRCA germline mutation women. Arch Gynecol Obstet, 2016, 294(5):1099–1103.

[7] Doyle JO, Richter KS, Lim J, et al. Successfulelective and medically indicated oocyte vitrification and warming for autologous in vitro fertilization, with predicted birth probabilities for fertility preservation according to number of cryopreserved oocytes and age at retrieval. Fertil Steril,2016,105(2):459–466 e452.

[8] Friedler S, Koc O, Gidoni Y, et al. Ovarian response to stimulation for fertility preservation in women with malignant disease: a systematic review and metaanalysis. Fertil Steril, 2012,97(1):125–133.

[9] Fritz M, Speroff L. Clinical gynecologic endocrinology and infertility, 8th edn. Philadelphia: Lippincott Williams & Wilkins, 2011.

[10] Goldfarb SB, Kamer SA, Oppong BA, et al. Fertility preservation for the young breast cancer patient. Ann Surg Oncol, 2016,23(5):1530–1536.

[11] Goncalves V, Quinn GP. Review of fertility preservation issues for young women with breast cancer. Hum Fertil (Camb), 2016: 1–14.

[12] Jacobson MH, Mertens AC, Spencer JB, et al. Menses resumption after cancer treatment-induced amenorrhea occurs early or not at all. Fertil Steril,2016,105(3): 765–772 e764.

[13] Jeruss JS, Woodruff TK. Preservation of fertility in patients with cancer.N Engl JMed, 2009,360(9):902–911. PMID: 19246362.

[14] Kasum M, von Wolff M, Franulic D, et al. Fertility preservation options in breast cancer patients. Gynecol Endocrinol, 2015,31(11):846–851.

[15] Kim J, Oktay K, Gracia C, et al. Which patients pursue fertility preservation treatments. A multicenter analysis of the predictors of fertility preservation in women with breast cancer. Fertil Steril,2012, 97(3):671–676.

[16] Lambertini M, Ginsburg ES, Partridge AH. Update on fertility preservation in young women undergoing breast cancer and ovarian cancer therapy. Curr Opin Obstet Gynecol, 2015,27(1):98–107.

[17] Lee SJ, Schover LR, Partridge AH, et al. American Society of Clinical Oncology recommendations on fertility preservation in cancer patients. J Clin Oncol, 2006, 24(18):2917–2931.

[18] Llarena NC, Estevez SL, Tucker SL, et al. Impact of fertility concerns on tamoxifen initiation and persistence. JNCI J Natl Cancer Inst, 2015, 107(10). PMID: 26307641.

[19] Loren AW, Mangu PB, Beck LN, et al. Fertility preservation for patients with cancer: American Society of Clinical Oncology clinical practice guideline update. J Clin Oncol, 2013,31(19):2500–2510.

[20] McCray DK, Simpson AB, Flyckt R, et al. Fertility in women of reproductive age after breast cancer treatment: practice patterns and outcomes. Ann Surg Oncol, 2016, 23(10): 3175–3181.

[21] Oktay K, Kim JY, Barad D, et al. Association of BRCA1 mutations with occult primary ovarian insufficiency: a possible explanation for the link between infertility and breast/ovarian cancer risks. J Clin Oncol, 2009,28(2):240–244.

[22] Practice Committee of American Society for Reproductive. Fertility preservation in patients undergoing gonadotoxic therapy or gonadectomy: a committee opinion. Fertil Steril, 2013, 100(5):1214–1223.

[23] Practice Committee of American Society for Reproductive. Ovarian tissue cryopreservation: a committee opinion. Fertil Steril,2014, 101(5):1237–1243.

[24] Prasath EB, Chan ML, Wong WH, et al. First pregnancy and live birth resulting from cryopreserved embryos obtained from in vitro matured oocytes after oophorectomy in an ovarian cancer patient. Hum Reprod , 2014,29(2):276–278.

[25] Reddy J, Oktay K. Ovarian stimulation and fertility preservation with the use of aromatase inhibitors in women with breast cancer. Fertil Steril,2012,98(6):1363–1369.

[26] Scanlon M, Blaes A, Geller M, et al. Patientsatisfaction with physician discussions of treatment impact on fertility, menopause and sexual health among premenopausal women with cancer. J Cancer, 2012,3:217–225.

[27] Turan V, Bedoschi G, Moy F, et al. Safety and feasibility of performing two consecutive ovarian stimulation cycles with the use of letrozole-gonadotropin protocol for fertility preservation in breast cancer patients. Fertil Steril, 2013, 100(6):1681–1685 e1681.

[28] Waks AG, Partridge AH. Fertility preservation in patients with breast cancer: necessity, methods, and safety. JNCCN,2016, 14(3):355–363.

[29] Wallace WH, Thomson AB, Saran F, et al. Predicting age of ovarian failure after radiation to a field that includes the ovaries. Int J Radiat Oncol Biol Phys,2005, 62(3):738–744.

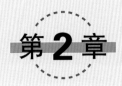

辅助内分泌治疗

Rena Shah, Ruth M. O'Regan

R. Shah · R. M. O'Regan (✉)
University of Wisconsin Carbone Cancer Center, Madison, USA
e-mail: roregan@medicine.wisc.edu

© Springer International Publishing AG 2018
W. J. Gradishar (ed.), *Optimizing Breast Cancer Management,* Cancer Treatment
and Research 173, https://doi.org/10.1007/978-3-319-70197-4_2

　　摘要： 内分泌治疗可以显著改善雌激素受体阳性早期乳腺癌患者的总生存。激素治疗方案的选择与多种因素相关，包括是否绝经、患者的意愿和对潜在副作用的考量。乳腺癌的分子分型允许肿瘤医生在一定程度上为患者制订个体化的治疗方案，但仍有必要进一步研究和完善个体化辅助内分泌治疗方案及用药持续时间，以使患者有更多的选择。目前，有研究正在评估其他靶向治疗（如 CDK4 或 CDK6 抑制剂）对早期雌激素受体阳性乳腺癌患者预后的改善作用。

　　关键词： 乳腺癌；辅助；内分泌治疗；激素疗法；他莫昔芬；芳香化酶抑制剂；分子分型

2.1 引　言

　　约 2/3 的乳腺癌患者为 ER 阳性或 PR 阳性，临床常称其为激素受体（hormone receptor，HR）阳性乳腺癌。目前内分泌治疗可以改善所有阶段 HR 阳性乳腺癌患者的预后。辅助内分泌治疗可使早期 HR 阳性乳腺癌患者的复发风险降低约 1/3。他莫昔芬（TAM）是一种选择性雌激素受体调节剂（selective estrogen receptor modulator，SERM），通过抑制 ER 二聚化拮抗乳腺癌组织中雌激素的作用。芳香化酶抑制剂（aromatase inhibitors，AIs）阻断绝经后女性外周雄激素向雌激素转化，与他莫昔芬相比，患者的预后也有相当程度的改善。

　　尽管内分泌治疗药物在改善 HR 阳性乳腺癌复发方面具有很好的效果，但仍有很大一部分患者会因内分泌抵抗而复发或进展。基因组分析发现，至少存在两种 HR 阳性乳腺癌亚型，即 Luminal A 型和 Luminal B 型。Luminal A 型乳腺癌 HR 高表达，增殖指数水平较低，对内分泌治疗药物敏感；Luminal B 型乳腺癌 ER 表达较低，通常 PR 也呈阴性，增殖指数相对较高，并可能对内分泌治疗具有内在抗性。乳腺癌的基因组分析可以更好地了解 HR 阳性乳腺癌患者的生物学特征，有可能为存在内分泌抵抗的患者找到新的、有效的治疗策略。

■ 2.2 激素受体阳性乳腺癌的分子生物学指标

2.2.1 激素受体

目前乳腺癌临床指南将 HR 阳性乳腺癌定义为：免疫组织化学检测提示 ER 或 PR 的表达 ≥ 1%[1,2]。当 HR 的表达 ≤ 10% 时，乳腺癌患者从内分泌治疗中获益较少（ASCO-CAP 指南 2010）。绝经前和绝经后的大多数乳腺癌患者均为 HR 阳性。

HR 的表达水平与内分泌治疗能否获益密切相关，内分泌治疗药物可以改善各阶段 HR 阳性乳腺癌患者的预后。然而从基因组分析来看，显然至少有两种 HR 阳性乳腺癌亚型具有不同的预后，需要采用不同的治疗方案[28]。

2.2.2 分子分型

如上所述，至少存在两种不同的 HR 阳性乳腺癌亚型，即 Luminal A 型和 Luminal B 型。Luminal A 型以 HR 高表达和低增殖为特征，似乎从辅助化疗中获益较小，但从内分泌治疗中获益较多；Luminal B 型以 HR 表达较低和高增殖为特征，可能对内分泌治疗有耐药性，这导致其预后较 Luminal A 型乳腺癌患者差[28]。目前已经开发了许多基因组测序分析方法来预测早期 HR 阳性乳腺癌患者的预后，并帮助制订个体化辅助治疗方案。

2.2.2.1 初步诊断时的基因检测分析

21 基因复发评分（RS；Oncotype DX）包含 16 个癌基因和 5 个参考基因，可以预测淋巴结阴性和 HR 阳性乳腺癌患者的预后，并预测化疗能否使患者获益[23,24]（表 2.1）。针对来自评估他莫昔芬疗效的 NSABP B-14 试验的数据分析，显示 21 基因 RS 可以提示淋巴结阴性和 HR 阳性乳腺癌患者的 5 年内分泌治疗预后[11,23]。此外，分析 NSABP B-20 试验的数据，发现 21 基因 RS 可预测淋巴结阴性和 HR 阳性乳腺癌患者的化疗获益[24]。TAILORx 试验正在对 21 基因 RS 进行前瞻性分析评估，该试验中的患者基于 RS 进行治疗。该试验[29]的初步研究数据表明，单独接受内分泌治疗、RS ≤ 10 分的患者预后良好。虽然该研究的入组患者较少，但研究结果仍显示出 21 基因 RS 可以预测淋巴结阳性和 HR 阳性乳腺癌患者的预后及化疗是否获益。SWOG 1007 试验正在对 21 基因 RS 进行前瞻性评估。来自 NSABP B-14 试验的未公开数据显示，21 基因 RS 可预测内分泌治疗的获益，高 RS 的乳腺癌患者使用他莫昔芬的获益最小 [23]。

70 基因检测（MammaPrint）已被证实可以预测 I 或 II 期、有 0~3 个阳性淋巴结乳腺癌患者的预后（表 2.1）。MINDACT 试验 [5] 使用经典临床标准和 70 基因检测对复发风险进行评估。这两种方法都认为风险较低的 HR 阳性乳腺癌可不接受化疗，只接受内分泌治疗；两种方法均认为高风险患者可接受化疗；当两种方法的风险判定不一致时，患者可随机选择是否化疗。与 TAILORx 研究相似，MINDACT 试验确定了一组低风险乳腺癌患者，他们在未化疗的情况下预后良好。有趣的是，在任何一个风险判定不一致的亚组中辅助化疗都没有明显获益。

许多其他基因检测包括内在基因分析（PAM50）和 EndoPredict（表 2.1）也可用于早期 HR 阳性乳腺癌患者的风险分析。总体而言，这些基因检测的应用提高了肿瘤医生对乳腺癌的生物学认知，指导制订个体化辅助内分泌治疗方案的同时避免了对化疗无法获益的患者应用化疗。

2.2.2.2 探索延长辅助内分泌治疗获益的基因检测

乳腺癌指数（breast cancer index，BCI）包括 HOXB13：IL17BR（H/I）比率和分子等级指数，提示晚期（5~10 年）复发的预后 [27]（表 2.1）。*HOXB*13 基因是在 17 号染色体上发现的同源异型基因家族的一部分，遗传该基因变异体的男性患前列腺癌的风险升高。*HOXB*13 表达提示较差的 RFS，而 IL17BR 的表达增加与较长的 RFS 相关。BCI 由 7 个基因组成，包括 H/I 比率和分子等级指数，可以帮助肿瘤医生和患者基于 MA.14（评估抗雌激素治疗有无联合奥曲肽应用于绝经后妇女）数据更好地认识额外 5 年内分泌治疗的益处 [27]（表 2.2）。MA.17 试验（表 2.3）通过评估 H/I 比率预测晚期复发的可能性（诊断后 5~10 年）和延长来曲唑治疗的获益。许多其他基因检测也被用于预测 5 年以后的复发。目前 BCI 是对接受过延长辅助内分泌治疗患者的唯一评估方法，尽管其仅参考了 MA.17 试验较少的数据。BCI 的进一步验证正在进行中。

表 2.1 正在进行和已完成的早期乳腺癌基因检测临床试验

基因检测	临床试验	入组情况	基因	研究终点	病例数	结论
21 基因 RS（Oncotype DX）	NSABP-B14（前瞻性－回顾性研究）[23]	I、II 期，HR（+），淋巴结（-），应用 TAM 或安慰剂	21 基因，基因芯片	诊断 10 年后远处转移的概率	668	获批：ASCO（2007），NCCN（2011），NICE（2013）
	NSABP-B20（前瞻性－回顾性研究）[24]	I、II 期，HR（+），淋巴结（-），女性侵袭性乳腺癌，应用 TAM 或 TAM 联合化疗		诊断 10 年后远处转移的概率	651	获批：ASCO（2007），NCCN（2011），NICE（2013）
	TAILORx（前瞻性研究）	I、II 期，HR（+），淋巴结（-），瘤体 <5.0 cm，女性侵袭性乳腺癌		低风险患者内分泌治疗的效果；化疗获益的 Cut-off 值	10 253	正在进行，低风险组有可观的 5 年获益[29]
	SWOG 8614（前瞻性－回顾性研究）[1]	HR（+），淋巴结（-），女性乳腺癌，应用 TAM 或化疗后序贯 TAM		DFS	367	低风险组化疗无获益

DFS：无病生存；TAM：他莫西芬；OS：总生存

辅助内分泌治疗 第 2 章

基因检测	临床试验	入组情况	基因	研究终点	病例数	结论
70 基因检测 (MammaPrint)	MINDACT 试验（III 期，前瞻性）	I、II 期，0~3 个淋巴结（+），瘤体 ≤ 5.0 cm，女性侵袭性乳腺癌	70 基因，甲醛固定或新鲜组织基因芯片	确定复发风险：高风险推荐化疗，低风险推荐内分泌治疗	6 693	美国 FDA（2007）认定低风险组无化疗获益
EndoPredict (EPclin)	Buus, JNCI[4]；与 21 基因对比，transATAC 的子集	ER（+），HER2（−），仅辅助内分泌治疗	11 基因，甲醛固定或新鲜组织 qRT-PCR	远处复发，10 年后 DFS	964	
BCI	transATAC 的子集；MA 17	ATAC 试验中 HR（−），淋巴结（−），女性乳腺癌		远处复发，10 年后 DFS	665	BCI 可以预测晚期复发；H/I 比率可以预测 AI 的延长
IHC4	transATAC 的子集	ATAC 试验中 HR（+），淋巴结（−），女性乳腺癌	IHC: ER, PR、HER2、Ki67	远处复发，10 年后 DFS	786	
PAM50	MA.12[6]	辅助化疗后 HR 任何状态	50 基因，qRT-PCR	预测 DFS、OS；预测 TAM 的获益	672	

■ 2.3 辅助内分泌治疗

2.3.1 绝经状态

绝经前女性的雌激素主要由卵巢产生；而绝经后女性的雌二醇主要是通过肾上腺和其他组织中的芳香化酶转化而来。根据 NCCN 指南的定义，绝经是指卵巢中雌激素合成缺乏。绝经状态的标准是指年龄 ≥ 60 岁且接受双侧卵巢切除术；或年龄 <60 岁，未使用化疗、卵巢抑制或抗雌激素治疗时，停经至少 12 个月以上，并且 FSH 和雌二醇处于绝经后范围。值得注意的是，如果患者使用 LHRH 激动剂或拮抗剂，则绝经状态无法确定。如果无法确定患者的绝经状态，则应将她们视为绝经前，可应用他莫昔芬，因为 AIs 对她们基本无效。

2.3.2 经典内分泌治疗方案

2.3.2.1 选择性雌激素受体调节剂

他莫昔芬（tamoxifen，TAM）是一种选择性雌激素受体调节剂，通过阻断 ER 二聚体化，从而产生竞争性拮抗，抑制 HR 阳性乳腺癌细胞的增殖。TAM 一般应用于绝经前女性，也可用于不能耐受芳香化酶抑制剂的绝经后女性。EBCTCG 荟萃分析显示，使用辅助 TAM 5 年与安慰剂相比，可使乳腺癌死亡率降低 31%[10]。TAM 的主要副作用包括血栓栓塞性疾病、脑血管意外和子宫内膜癌的风险增加，常见于绝经后女性。TAM 引起绝经样副作用更为常见，包括潮热、性功能障碍和阴道分泌物异常。TAM 耐药的产生一般是多因素的，包括 ER 表达的缺失、生长因子的上调和 CYP2D6 酶诱发药物代谢异常。部分研究显示 CYP2D6 抑制剂联合 TAM 可降低 TAM 的疗效，但并非所有研究均支持此结论[25]。对于不能耐受 TAM 的患者，存在另一种 SERM——托瑞米芬，这是 TAM 的氯化衍生物，已被证明具有和 TAM 相同的疗效和相似的毒性，但在美国尚未批准应用于辅助治疗。

在应用 TAM 治疗时，建议患者同时使用避孕药，因为治疗可以诱导排卵。此外，TAM 治疗结束后建议等待 2~3 个月，这时推荐有保存生育力意愿的患者考虑妊娠。如果患者在接受治疗时怀孕，应停用

TAM，因其可能造成胎儿先天性异常。

2.3.2.2 芳香化酶抑制剂（AIs）

AIs 阻断雄激素向雌激素的外周转化。与 TAM 相比，已经证明 AIs 可以适度改善绝经后 HR 阳性乳腺癌患者的预后，特别是降低复发率。绝经后妇女的卵巢功能低下，因此 AIs 在此时效果较好，一般不推荐用于绝经前女性患者，包括化疗引起闭经的患者。与上一代 AIs 相比，目前使用的 AIs 如来曲唑、阿那曲唑、依西美坦对芳香化酶具有特异性，同时可以改善毒性反应。多项关键性临床研究（表 2.2）证明了 AIs 较 TAM 的优越性。ATAC（Arimidex，单药 TAM 或联合）试验比较了 5 年的阿那曲唑与 5 年的 TAM 的疗效，结果显示与 TAM 相比，阿那曲唑可以改善患者的 DFS [17]。BIG 1–98 试验 [3] 提示，与 5 年 TAM 相比，5 年来曲唑可以改善患者的预后；同时该试验发现应用 TAM 2 年后，继续来曲唑治疗 3 年，或来曲唑治疗 2 年后继续 TAM 治疗 3 年的疗效，与持续应用来曲唑治疗 5 年的效果相当，另外所有 3 个治疗组的效果均优于 TAM 单药应用 5 年。NSABP-B33 试验发现：依西美坦组与安慰剂组相比，具有 4 年 RFS 的优势 [7]。AIs 的副作用包括：对肌肉骨骼的影响（AIMSS，芳香化酶抑制剂相关的肌肉 – 骨骼综合征），可能增加心血管风险，以及性功能障碍（性交困难、阴道润滑减少和性欲降低）。AIMSS 通常通过早期锻炼和 NSAIDs 进行干预。

2.3.2.3 卵巢抑制

卵巢切除、骨盆放射和 GnRH 激动剂可以永久或暂时抑制卵巢中雌激素的产生。长期卵巢功能抑制会增加心血管疾病和骨质疏松的风险，以及可预期的绝经副作用。两项大规模临床随机试验显示，对于一部分绝经前 HR 阳性的早期乳腺癌患者，可以通过额外联合卵巢抑制改善预后。SOFT（卵巢功能抑制）试验将绝经前 HR 阳性的早期乳腺癌患者随机分为单用 TAM 组，TAM 联合卵巢抑制组或依西美坦联合卵巢抑制组。TEXT（TAM 和依西美坦）试验评估了绝经前 HR 阳性的早期乳腺癌患者分别应用 TAM 和依西美坦联合卵巢抑制的效果 [22]。综合分析上述研究，依西美坦联合卵巢抑制较 TAM 联合卵巢抑制可以有效改善年轻女性和接受化疗患者的 5 年 DFS。由于卵巢抑制可引起与绝经相关的短期副作用，导致患者长期存在骨质丢失，以及早发冠状动脉疾病的可能性，因此，寻找一种生物标志物，可以预测对这种毒性更强的联合疗法的获益人群有很大的临床意义。

2.3.3 基于绝经状态的治疗方式选择

2.3.3.1 绝经前女性

尽管 TAM 目前仍是绝经前患者的一种标准治疗方法，但 SOFT / TEXT 试验结果支持的是对高复发风险患者使用依西美坦联合卵巢抑制方案，该方法也到了 NCCN 指南的支持。虽然高复发风险特征的标准尚未完全确定，但存在以下高复发风险因素的患者，如肿瘤体积较大、肿瘤分级较高、淋巴血管侵犯或淋巴结阳性，建议化疗以及基因检测提示高复发风险。值得注意的是，NCCN 将年轻患者和广泛的淋巴血管侵犯视为高风险乳腺癌。目前，联合卵巢抑制的方案在某种程度上仍是经验性的，需要寻找有效的生物标记物来预测获益人群。如果没有高复发风险特征，TAM 单药治疗仍然是标准治疗方法，推荐治疗周期为 5 年。ATLAS 和 aTTOMs 试验评估了延长至 10 年的获益（表 2.2），结果显示仍可改善预后 [8,16]。

2.3.3.2 绝经后女性

建议对绝经后患者纳入 AIs 作为辅助内分泌治疗。目前的 NCCN 指南推荐：AIs 5 年疗法；在使用 TAM 2~3 年之前或之后应用 AIs；AIs 作为 TAM 5 年后的延长疗法。对于无法耐受 AIs 的患者，建议使用 TAM 至少 5 年，目前推荐 10 年。

2.3.4 内分泌治疗持续时间

HR 阳性乳腺癌存在晚期复发风险。TAM 的 5 年疗法基于 NSABP-B14 试验，接受 10 年 TAM 治疗的 HR 阳性和淋巴结阴性乳腺癌患者比 5 年 TAM 的复发率更高 [23]。但此后一些试验（表 2.2）结果解释了将内分泌治疗延长至 10 年的获益。MA-17 试验显示，淋巴结阳性乳腺癌患者在接受 TAM 5 年治疗后，继续使用来曲唑 5 年可以改善 DFS[13]。aTTOM（辅助 TAM：延长使用？）和 ATLAS（辅助 TAM：更长或更短）试验比较了 5~10 年 TAM 的应用。两项试验显示，随着治疗时间的延长，

表 2.2 绝经后女性乳腺癌患者的辅助内分泌治疗试验

临床试验	试验设计	入组	病例数	证据等级	研究终点	中位随访时间	结论
ATAC[17]	阿那曲唑 vs. TAM, 5 年	HR (+), 局部浸润性乳腺癌	6 241	III 级	DFS	68 个月	阿那曲唑优于 TAM, 但 OS 无差异
MA.27[14]	阿那曲唑 vs. 依西美坦, 5 年	HR (+), 局部浸润性乳腺癌	7 576	III 级	DFS	4.1 个年	阿那曲唑与依西美坦疗效相当
BIG 1-98[3]	来曲唑 vs. TAM, 5 年	HR (+), 局部浸润性乳腺癌	8 010	III 级	DFS	25.8 个月	来曲唑优于 TAM
ARNO 95[18]	TAM 5 年 vs. TAM 2 年序贯阿那曲唑 3 年	HR (+), 局部浸润性乳腺癌	1 040	III 级	OS	30.1 个月	TAM 序贯阿那曲唑的 OS 优于 TAM 持续用药
依西美坦研究[7]	TAM 5 年 vs. TAM 2~3 年序贯依西美坦共 5 年	HR (+), 局部浸润性乳腺癌	4 742	III 级	DFS	30.6 个月	TAM 序贯依西美坦的 OS 优于 TAM 持续用药

DFS: 无病生存; TAM: 他莫西芬; OS: 总生存

表 2.3 延长辅助内分泌治疗的结果研究

临床试验	试验设计	上一个方案	病例数	研究终点	结论
ATLAS[8]	TAM 10 年 vs. 5 年	HR（+），局部浸润性乳腺癌	12 894	OS	降低 10 年后复发率和死亡率
aTTom[16]	TAM vs. 安慰剂 5 年	TAM 5 年，HR（+），局部浸润性乳腺癌	6 953	DFS	降低 10 年后复发率
MA.17[13]	来曲唑 vs. 安慰剂 5 年	TAM 5 年后，HR（+），局部浸润性乳腺癌	5 187	DFS	改善淋巴结阴性患者的 DFS、远处转移及总生存率
MA.17R[14]	来曲唑 vs. 安慰剂 5 年	TAM 3~5 年序贯 AI 5 年	1 918	DFS	DFS 获益（不包含其他疾病导致的死亡），尤其是存在对侧乳腺癌者获益
NSABP B-42[19,20]	来曲唑 vs. 安慰剂 5 年	AI 5 年或 AI 满 5 年后 TAM 序贯治疗	3 923	DFS	最初终点和 OS 未显示出在无乳腺癌间隔和远处复发时获益，来曲唑组显示意的获益
SOLE（NCT00553410）	来曲唑持续 vs. 间断 5 年	内分泌治疗 5 年	4 800	DFS	进行中

DFS：无病生存；OS：总生存

复发风险和死亡率降低，但这种差异直到诊断后 10 年才被发现 [16,17]。与 5 年 TAM 相比，ATLAS 显示 10 年 TAM 疗法的绝对风险降低了 3.7%（21.4% *vs.* 25.1%）。但随着 TAM 持续时间的延长，子宫内膜癌和静脉血栓栓塞事件（VTEs）的风险也在不同程度地增加。综上所述，这些试验结论支持持续使用 TAM 10 年，或者在 TAM 治疗 5 年后转用芳香化酶抑制剂 5 年。

关于哪些患者会通过延长内分泌治疗获益的问题仍然存在，特别是当低风险的 Luminal A 型乳腺癌患者 5 年后复发率比较低时。相比之下，Luminal B 型乳腺癌在诊断 10 年后的复发率仍然较高。如上所述，乳腺癌多基因检测可能帮助肿瘤医生确定哪些患者需要延长内分泌治疗，但仍需要进一步验证。总的来说，在制订延长辅助内分泌治疗决策前应该与患者进行面对面的讨论。

2.3.5 男性乳腺癌

据统计，大多数男性乳腺癌是 HR 阳性，建议使用内分泌治疗来降低复发风险，回顾分析辅助内分泌治疗的临床研究支持上述建议 [12,26]。TAM 是目前唯一能够明确减少男性乳腺癌复发的药物。一项包括 257 例 Ⅰ ~ Ⅲ 期男性乳腺癌患者的回顾性研究发现，AI 与 TAM 相比，患者的总体生存率较差 [9]。因此，TAM 目前仍然是 HR 阳性男性乳腺癌的首选辅助治疗药物。

2.3.6 未来发展方向

目前辅助内分泌治疗在降低 HR 阳性早期乳腺癌复发方面取得了很好的效果，但大多数患者仍会复发或转移，无法治愈。随着研究的深入，许多新药可以增强 HR 阳性转移性患者内分泌治疗的效果，这些药物正在接受早期临床试验的验证。SWOG 1207 试验（NCT01674140）将 HR 阳性早期乳腺癌患者随机分配到单独的内分泌治疗组和内分泌联合依维莫司组。帕博西尼辅助联合（PALLAS）研究（NCT02513394）正在评估对早期 HR 阳性乳腺癌患者应用帕博西尼联合内分泌治疗的效果。还有试验正在评估其他 CDK 抑制剂。

2.4 结 论

辅助内分泌治疗已被证明可以减少早期 HR 阳性乳腺癌的复发率和死亡率。TAM 仍然是大多数绝经前患者的标准治疗药物。对于存在高复发风险的 HR 阳性乳腺癌，卵巢抑制和内分泌治疗仍是有效的可选方案。AIs 与 TAM 相比虽然疗效仅有适度改善，但仍是绝经后患者的首选治疗方法。目前推荐至少 5 年的用药方案，然而某些特定的患者可能会从更长的持续治疗中获益。多基因检测可以为早期 HR 阳性乳腺癌患者提供辅助化疗复发风险和潜在获益的预测。一些研究正在评估联合新药增强内分泌治疗效果对转移性乳腺癌的临床获益。以上所有的努力都为 HR 阳性乳腺癌患者提供了进一步改善预后的可能性。

参考文献

[1] Albain KS, et al. Prognostic and predictive value of the 21-gene recurrence score assay in postmenopausal women with node-positive, oestrogen-receptor-positive breast cancer on chemotherapy: a retrospective analysis of a randomised trial. The Lancet Oncology,2010,11(1): 55–65.

[2] Anonymous. Pathologists' guideline recommendations for immunohistochemical testing of estrogen and progesterone receptors in breast cancer. Breast Care (Basel), 2010, 5(3):185–187.

[3] Breast International Group (BIG) 1–98 Collaborative Group, Thürlimann B, et al. A comparison of letrozole and tamoxifen in postmenopausal women with early breast cancer. N Engl J Med, 2006, 353(26):2747–2757. Erratum in: N Engl J Med 2006 May 18, 354(20): 2200

[4] Buus R, et al, Comparison of EndoPredict and EPclin with Oncotype DX recurrence score for prediction of risk of distant recurrence after endocrine therapy. J Natl Cancer Inst, 2016, 108(11).

[5] Cardoso F, et al. MINDACT investigators. 70-gene signature as an aid to treatment decisions in early-stage breast cancer. N Engl J Med, 2016,375(8):717–729.

[6] Chia SK, et al. A 50-gene intrinsic subtype classifier for prognosis and prediction of benefit from adjuvant tamoxifen. Clin Cancer Res, 2012,18(16):4465–4472. Epub 2012 June 18.

[7] CoombesR,et al. Inter group exemestane study. A randomized trial of exemestane after two to three years of tamoxifen therapy in postmenopausal women with primary breast cancer. N Engl J Med,2004,350(11):1081–1092.

[8] Davies C, et al.Adjuvant tamoxifen: longer against shorter (ATLAS) collaborative group. Long-term effects of continuing adjuvant tamoxifen to 10 years versus stopping at 5 years

after diagnosis of oestrogen receptor-positive breast cancer: ATLAS, a randomised trial. Lancet,2013, 381(9869):805–816.

[9] Eggeman H, et al. Adjuvant therapy with tamoxifen compared to aromatase inhibitors for 257 male breast cancer patients. Breast Cancer Res Treat,2013,137(2):465–470. Epub 2012 Dec 9.

[10] Early Breast Cancer Trialists' Collaborative Group (EBCTCG). Effects of chemotherapy and hormonal therapy for early breast cancer on recurrence and 15-year survival: an overview of the randomised trials. Lancet,2005,365(9472):1687–1717.

[11] Fisher B,et al. Five versus more than five years of tamoxifen therapy for breast cancer patients with negative lymph nodes and estrogen receptor-positive tumors. J Natl Cancer Inst,1996,88(21):1529–1542.

[12] Giordano S, et al. Adjuvant systemic therapy for male breast carcinoma. Cancer, 2005,104 (11):2359.

[13] Goss P, et al. A randomized trial of letrozole in postmenopausal women after five years of tamoxifen therapy for early-stage breast cancer. N Engl J Med,2003, 349(19):1793–1802.

[14] Goss PE, et al. Exemestane versus anastrozole in postmenopausal women with early breast cancer: NCIC CTG MA.27-a randomized controlled phase III trial. J Clin Oncol,2013, 10;31(11):1398–1404.

[15] Goss P, et al. Extending aromatase-inhibitor adjuvant therapy to 10 years. N Engl J Med, 2016, 375(3):209–219

[16] Gray R, aTTom Collaborative Group, et al. aTTom: long-term effects of continuing adjuvant tamoxifen to 10 years versus stopping at 5 years in 6 953 women with early breast cancer. J Clin Oncol, 2013,31(18_suppl):5.

[17] Howell A, ATAC Trialists' Group, et al. Results of the ATAC (Arimidex, Tamoxifen, Alone or in Combination) trial after completion of 5 years' adjuvant treatment for breast cancer. Lancet, 2005, 365(9453):60–62.

[18] Kaufmann M,et al. Improved overall survival in postmenopausal women with early breast cancer after anastrozole initiated after treatment with tamoxifen compared with continued tamoxifen: the ARNO 95 study. J Clin Oncol, 2007, 25(19):2664–2670. Epub 2007 June 11.

[19] Mamounas E, et al. NSABP B–42: a clinical trial to determine the efficacy of five years of letrozole compared with placebo in patients completing five years of hormonal therapy consisting of an aromatase inhibitor (AI) or tamoxifen followed by an AI in prolonging disease-free survival in postmenopausal women with hormone receptor-positive breast cancer. Clin Breast Cancer, 2006,7(5):416–421.

[20] Mamounas E, et al. A randomized, double-blinded, placebo-controlled clinical trial of extended adjuvant endocrine therapy (tx) with letrozole (L) in postmenopausal women with hormone-receptor (+) breast cancer (BC) who have completed previous adjuvant tx with an aromatase inhibitor (AI): results from NRG Oncology/NSABP B–42 SABCS, 2016, Abstract S1–05.

[21] Mamounas E, et al. Association betweenthe 21-gene recurrence score assay and risk of

locoregional recurrence in node-negative, estrogen receptor-positive breast cancer: results from NSABP B-14 and NSABP B-20. J Clin Oncol, 2010, 28(10):1677-1683.

[22] Pagani O, et al. Adjuvant exemestane with ovarian suppression in premenopausal breast cancer. N Engl J Med, 2014,371(2):107-118.

[23] Paik S, et al. A multigene assay to predict recurrence of tamoxifen-treated, node-negative breast cancer. N Engl J Med,2004, 351(27):2817-2826.

[24] Paik S, et al. Gene expression and benefit of chemotherapy in women with node-negative, estrogen receptor-positive breast cancer. J Clin Oncol, 2006,24(23):3726-3734.

[25] Province, et al. CYP2D6 genotype and adjuvant tamoxifen: meta-analysis of heterogeneous study populations. Clin Pharmacol Ther,2014,95(2):216-227.

[26] Ribeiro G, et al. Adjuvant tamoxifen for male breast cancer (MBC). Br J Cancer,1992, 65(2):252.

[27] Sgroi D, et al. Assessment of the prognostic and predictive utility of the Breast Cancer Index (BCI): an NCIC CTG MA.14 study. Breast Cancer Res , 2016,18:1

[28] Sorlie T, et al. Repeated observation of breast tumor subtypes in independent gene expression data sets. Proc Natl Acad Sci U S A, 2003,100(14):8418-8423.

[29] Sparano J, et al. Prospective validation of a 21-gene expression assay in breast cancer. N Engl J Med, 2015, 373(21):2005-2014.

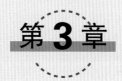

第 3 章

乳腺癌筛查：永无止境的争论

Sarah M. Friedewald

S. M. Friedewald (✉)
Northwestern University, Feinberg School of Medicine, Chicago, IL, USA
e-mail: sarah.friedewald@nm.org

© Springer International Publishing AG 2018
W. J. Gradishar (ed.), *Optimizing Breast Cancer Management*, Cancer Treatment
and Research 173, https://doi.org/10.1007/978-3-319-70197-4_3

摘要： 乳腺钼靶X线筛查已被证明可降低乳腺癌的死亡率，然而，开始筛查的合适时间和最佳筛查间隔仍存在较大争议。某些国家的相关机构最近通过重新分析已公布的数据，对指南进行了更新。有趣的是，每个组织机构对中风险女性乳腺癌筛查的建议结论不同。本章回顾了3个主要组织机构在美国发布的乳腺癌筛查指南。

关键词： 乳腺钼靶X线；筛查；随机对照试验；乳腺影像

3.1 引 言

8项随机对照试验评估了乳腺X线筛查对乳腺癌死亡率的影响，其中有7项试验的结果显示乳腺X线筛查组中乳腺癌死亡率下降，乳腺癌相对死亡率从1.09降至0.68，总体减少24%[1-3]。尽管有所获益，但不同女性对乳腺X线筛查显示出不同的敏感性，这主要与乳房密度和年龄有关。乳腺癌监测联盟（BCSC，一个由美国7个不同乳腺成像登记处组成的网络联盟）对此进行了专项研究，共收集了230多万例参加乳腺X线筛查女性的相关信息[4]。根据BCSC的数据，乳腺X线检查的敏感性范围为57%~93%，其中致密性乳腺的女性约占57%，乳腺肥大的女性占近93%[5]。因此，尽管乳腺X线筛查在检测乳腺癌和预防乳腺癌死亡率方面具有显著作用，但一直存在较大争议。患者会因乳腺X线筛查缺乏敏感性而产生焦虑，担心经历不必要的手术和医疗保健成本的增加。

随机试验中不同的筛选间隔和年龄使事情进一步复杂化。因此，多年来美国一直就筛查的标准争议不断，并且最近进行了重新评估。许多医疗保健提供者希望获得官方机构的指导，例如美国预防服务工作组（USPSTF）、美国癌症协会（ACS）和发布乳腺X线筛查指南的美国国立综合癌症网络（NCCN）。本章将集中回顾分析这些主要组织的建议。

3.2 美国预防服务工作组（USPSTF）

美国预防服务工作组（United States Preventive Services Task Force，USPSTF）是一个由 16 名成员组成的独立志愿者小组，专门从事疾病预防和初级保健。工作组就临床预防服务提出循证学建议。自 1998 年以来，美国国会授权医疗保健研究和质量机构（Agency for Healthcare Research and Quality，AHRQ）管理和支持工作组。每年工作组都会确定研究方面的不足，并为需要注意的领域提出建议[6]。工作组系统地审查文献后制订建议，考虑干预的净效益和效益的确定性[7]；将标准化的等级分配给正在评估的特定预防性服务，包括福利与风险的平衡。等级"A"和"B"表示该服务表现出净收益并被推荐；等级"C"表示该服务对某些人群有益，但应基于专业判断；USPSTF 建议在服务等级为"D"时不提供服务；最后，等级"I"表明没有足够的证据显示经审查的服务对人群有益[8]。

过去，USPSTF 建议每 1~2 年对年龄 ≥ 40 岁的女性进行乳腺 X 线筛查。然而，USPSTF 在 2009 年对乳腺癌 X 线筛查的建议发生了重大改变，并在《内科学年鉴》（Annals of Internal Medicine）[9]中发表。在这个更新的指南中，USPSTF 建议对 50~74 岁的女性进行每两年一次的筛查，将其设为"B"级。50 岁之前开始乳腺 X 线筛查被设定为"C"级，表明只有特定的个体应该接受这项服务，因为该年龄组的乳腺癌发病率低，所以筛查带来的相关风险超过了筛查获益。这些风险包括心理危害，不必要的 X 线辐射，无乳腺癌的患者经历组织活检，以及与误报有关的风险。反对患者行乳腺自我检查的建议更具争议性，这主要是因为因触诊异常而寻求乳腺 X 线筛查的患者的假阳性率较高[9]。

有趣的是，目前没有新的筛查试验结论可以影响筛查建议。一项随机对照试验的更新信息以及癌症干预和监测建模网络（Cancer Intervention and Surveillance Modelling Network，CISNET）的建模信息被纳入新的建议。乳腺 X 线筛查的净效益在 60~69 岁的女性中最大。对 50~69 岁的女性进行筛查后，其死亡率降低了 17%。40 多岁的女性受益较小，这一年龄组的筛查风险更大，主要是因为这个年龄段女性的乳腺癌发病率相对较低[10]。对于年龄较大的女性，没有足够的数据支持对 74 岁以上的女性进行筛查，对于这些女性的获益目前仍有很大的不确定性。

女性从 40 岁开始每年筛查，到 50 岁开始每隔一年筛查建议的变化受到了批评。因为一些学者指出，参与乳腺癌治疗的肿瘤内科学家、放射科医生、外科医生都没有参与该决策的制订。此外，这些建议是基于可追溯到的 1963 年的数据，而不是收集有关筛查的新信息。现代数字乳腺 X 线照相技术在很大程度上取代了胶片乳腺 X 线照相技术，因此，人们认为这些建议是基于过时的技术。还有人认为 50 岁开始筛查是武断的，因为没有数据支持这种变化[11]。

支持两年筛查一次的建议也受到了批评。USPSTF 得出的结论是，如果每隔一年对女性进行一次筛查，风险将减少一半，但是间隔时间超过两年会使收益减少太多。然而，批评者声称每隔一年进行筛查就会减少识别早期癌症的机会，而这个阶段是最可治愈的时期。筛查时间间隔越长，筛查效果越差。USPSTF 更新建议的反对者还指出，最佳筛查应该是滞留时间的 1/2，滞留时间的定义为从可以检测到肿瘤时到有明显临床证据的时间。根据乳腺癌细胞的中位倍增时间为 130 d，估计浸润性乳腺癌的平均滞留时间为 1.7 年，以及在临床检查时可触及的肿瘤尺寸为 15 mm[12,13]。据此，每年一次的筛查增加了在肿瘤变得明显之前检测到癌症的概率。

最后，过度诊断的不确定性确实存在，但主要问题是无法进行衡量。如果乳腺 X 线检查未发现恶性肿瘤，那么过度诊断性恶性肿瘤就不会对女性造成损害，但在临床诊断时不可能确定哪些癌症会成为问题。因此，所有新诊断的乳腺癌目前都被假设是致命的。不幸的是，患有惰性癌症的女性将接受不必要的手术和其他形式的治疗。

乳腺 X 线筛查过度诊断的真实概率存在高度争议，同时很难衡量，预估差异很大，为 0~50%。估计过度诊断频率最可靠的方法是随机对照试验。从理论上讲，如果两个随机组真正等效并且没有过度诊断，则应在两组中检测到相同数量的癌症。在这种情况下，与对照组相比，接受筛查的患者早期检测到癌症。在 Malmo 试验中，随访 15 年时，筛查检出的癌症比对照组多约 10%，表明存在 10% 的过度诊断[14]。另外两项随机对照试验（Two County 和 Gothenburg Trials）预测了更低的过度诊断率，约为 1%[15]。最后，通过尸检研究可估计疾病负担。一项研究显示，尸检时发现 1.3% 的浸润性乳腺癌和 8.9% 的导管原位癌（ductal carcinoma in situ，DCIS）[16]。然而，过度诊断的癌症比例不太可能超过尸检时发现的癌症。

目前，过度诊断概率虽然尚未确定，但不可避免。最大的挑战在于寻找一种方法可以区分在筛查时检测到的临床上无关紧要的肿瘤与需要临床处理和干预的肿瘤。

USPSTF 在 2016 年进一步更新了他们的建议，强调了个性化的决策，结论是希望在 50 岁之前，女性可以自己选择是否行 X 线筛查。USPSTF 明确指出："年龄小于 40 岁的女性开始乳腺 X 线筛查的决定应该是自行选择的。与潜在危害相比，女性可以选择在 40~49 岁开始两年一次的筛查，这时潜在的获益更高"[17]。关于等级的建议在 2009 年之后没有再发生变化。

3.3 美国癌症协会（ACS）

美国癌症协会（American Cancer Society，ACS）最近也更新了他们的指南，于 2015 年在《美国医学会杂志》（*JAMA*）上发表[18]。这些新的指南与 2003 年的建议背道而驰，ACS 建议只要妇女身体健康，就应从 40 岁开始进行每年一次的筛查。他们对相关文献进行了系统回顾分析，重点关注数据的质量以及筛选益处和风险的平衡。与 USPSTF 类似，ACS 未使用任何最新数据来证明特定年龄组的筛查效果以及收益 / 风险比的优劣，而之前的建议也只是关注了筛查的收益。然而，ACS 分析了患者 5 年的收益与风险，而不是 10 年。45~49 岁女性与 50~55 岁女性的乳腺癌 5 年后绝对风险分别为 0.9% 和 1.1%，没有显著差异[19]。因此，对 40 多岁的 5 年绝对乳腺癌风险为 0.6% 的女性进行分组是不太合适的。ACS 还强调，他们的建议是针对中风险的女性，针对高风险女性的建议将在以后更新。中风险女性的定义为：无乳腺癌个人史，无乳腺癌相关基因突变，并且在年轻时未接受过胸部放射治疗。

此外，建议的等级也纳入了指南。具体而言，ASC 给出了两种不同类型的建议；强烈的建议提示了确切的收益，而合格的建议表明乳腺 X 线筛查肯定有益，但患者的意愿和乳腺 X 线检查的费用可导致其寻求其他筛选方案。这是 ACS 第一次在乳腺癌筛查指南中纳入了可选择的决策。

ACS 强烈建议乳腺 X 线筛查从 45 岁开始，直至 54 岁，每年一次。年龄 ≥ 55 岁的女性可以过渡为每两年筛查一次，或者如果患者愿意可以继续进行每年一次的筛查；同样，40 多岁的女性可以选择每年一次的筛查。后两项建议均为合格，同时纳入筛查的费用和女性的个人意愿[18]。ACS 提出，如果女性的预期寿命低于 10 年则停止筛查，并更正了 2003 年的推荐——"只要患者身体健康就可以进行乳腺 X 线筛查"[20]。

3.4 美国国立综合癌症网络（NCCN）

NCCN 指南也在 2016 年进行了更新，并且与 ACS 的最初建议更加一致。根据乳腺癌风险对患者进行分层。NCCN 定义的高风险患者为：有乳腺癌既往病史，30 岁以前接受过胸部放射治疗，女性的 5 年乳腺癌风险 ≥ 1.7% 或终生乳腺癌风险 >20%。如果女性处于患乳腺癌的平均风险，则建议从 40 岁开始进行每年一次的筛查。他们的建议中也包括乳房自查，有脚注特别说明"女性应该熟悉她们的乳房，并及向医疗保健者报告乳房的变化"[21]。NCCN 指南不建议支持或禁止自我乳房检查，但给出了适当检查的定义，包括仰卧位和直立位检查，以及腋窝和锁骨区域的检查。NCCN 还鼓励考虑女性的预期生命，特别是可能有重大合并症的女性，但没有给出停止筛查的确定年龄。

尽管所有随机对照试验均采用胶片乳腺 X 线摄影，但数字乳腺 X 线摄影成像筛查试验（DMIST）提示，数字乳腺 X 线摄影对致密型乳房和绝经前妇女，检测乳腺癌时具有优势[22]。因此，NCCN 指南推荐数字乳腺 X 线摄影作为可接受的筛选方式。此外，NCCN 指南建议可考虑数字乳腺断层摄影（digital breast tomosynthesis，DBT），这是 2011 年美国 FDA 批准的一种新的乳腺 X 线摄影筛查技术。DBT 不仅可以改善乳腺癌的检测结果，还可以减少与筛查有关的假阳性，从而改善乳腺标准摄影的两个主要缺点 [23]。与数字乳腺 X 线摄影一样，用 DBT 筛查女性的长期获益尚未得到研究。关于将 DBT 纳入筛查，NCCN 指南则与 USPSTF 相反，USPSTF 声称没有足够的证据支持使用 DBT 作为主要筛查工具，以及使用补充筛查方式如超声或 MRI。

3.5 结　论

毫无疑问，乳腺 X 线筛查会挽救女性乳腺癌患者的生命。目前，几乎所有的主要指南均同意：当女性从 40 岁开始每年进行筛查时，大部分人都将获益。但最近，对该检测服务价值的关注已被纳入指南，其中特别关注了女性的焦虑情绪，进行额外检测的不便，假阳性检查相关的费用等。因此，我们关注的重点应放在医护人员对女性利益和风险的沟通上。女性现在在获取医疗服务时扮演了重要角色，应尽可能将她们的可选筛查方案与医护人员的决定相统一。

参考文献

[1] Hendrick RE, Helvie MA. Mammography screening: a new estimate of number needed to screen to prevent one breast cancer death AJR. Am J Roentgenol, 2012,198(3):723–728.

[2] Miller AB, Wall C, Baines CJ, et al. Twenty five year follow-up for breast cancer incidence and mortality of the Canadian National Breast Screening Study: randomised screening trial. BMJ, 2014,348:g366.

[3] Tabár L, Fagerberg G, Duffy SW, et al. The Swedish Two-County Trial of mammo-graphic screening for breast cancer: recent results and calculation of benefit. J Epidemiol Commun Health,1989, 43:107–114.

[4] Breast cancer Surveillance Consortium Accessed at https://breast screening. cancer. gov on 19 July 2017.

[5] Kerlikowske K, et al. Identifying women with dense breasts at high risk for interval cancer: a cohort study identifying women with dense breasts at high risk for interval cancer. Ann Intern Med,2015, 162(10):673–681.

[6] U. S. Preventive Services Task Force. About the USPSTF. Accessed at https://www. us

preventive services task force. org / Page / Name/ about-the-uspstf on 22 July 2017.

[7] Bibbins-Domingo K, Whitlock E, Wolff T, et al. Developing recommendations for evidence-based clinical preventive services for diverse populations: methods of the U.S. preventive services task force. Ann Intern Med,2017,166(8):565–571.

[8] United States Preventive Services Task Force. grade definitions. Accessed at https://www. us preventive services task force.org/ Page/ Name/grade–definitions on 22 July 2017

[9] U.S. Preventive Services Task Force. screening for breast cancer: U.S. preventive services task force recommendation statement. Ann Intern Med, 2009,151:716–726.

[10] Mandelblatt JS, Cronin KA, Bailey S, et al. Effects of mammography screening under different screening schedules: model estimates of potential benefits and harms. Ann Intern Med,2009,151:738–747.

[11] Kopans DB. Informed Decision Making: Age of 50 is arbitrary and has no demonstrated influence on breast cancer screening in women. AJR,2005, 185:176–182.

[12] Michaelson JS, Satija S, Moore R. Estimates of breast cancer growth rates and sojourn time from screening database information. J Women's Imaging, 2003, 5:11–19.

[13] Michaelson JS, Satija S, Moore R. Estimates of the sizes at which breast cancers become detectable on mammographic and clinical grounds. J Women's Imaging,2003, 5:3–10.

[14] Zackrisson S, Andersson I, Janzon L, et al. Rate of over-diagnosis of breast cancer 15 years after end of Malmö mammographic screening trial: follow-up study. BMJ, 2006, 332(7543):689–692.

[15] Tabár L, Fagerberg G, Duffy SW, et al. The Swedish Two-County Trial of mammographic screening for breast cancer: Recent results and calculation of benefit. J Epidemiol Community Health,1989, 43:107–114.

[16] Welch HG, Black WC. Using autopsy series to estimate the disease "reservoir" for ductal carcinoma in situ of the breast: how much more breast cancer can we find? Ann Intern Med 1 Dec, 1997, 127(11):1023.

[17] United States Preventive Services Task Force. Breast Cancer: screening Accessed at https://www.uspreventiveservicestask force.org/Page/Document/UpdateSummaryFinal/ breast-cancer-screening 1 on 22 July 2017.

[18] Oeffinger KC, Fontham ET, Etzioni R. Breast cancer screening for women at average risk: 2015 guideline update from the american cancer society. JAMA, 2015, 314(15):1599–1614.

[19] Howlander N, Noone A, Krapcho M, et al. SEER Cancer Statistics Review, 1975–2012. Bethesda, MD: National Cancer Institute; http://seer.cancer.gov/csr/1975_2012/, based on November 2014 SEER data submission, posted to the SEER web site, April 2015

[20] Smith RA, Saslow D, Sawyer KA, et al. American Cancer Society guide lines for breast cancer screening: update 2003. CA Cancer J Clin, 2003,53(3):141–169.

[21] National Comprehensive Cancer Network Breast Cancer Screening and Diagnosis.V. 1. 2017. Accessed at https://www. nccn.org/ professionals/physician_gls/pdf/breast-screening. 24 July 2017

[22] Pisano ED, Gatsonis C, Hendrick E, et al. Diagnostic performance of digital versusfilm mammography for Breast-cancer screening. N Engl J Med,2005,353:1773-1783.

[23] Friedewald SM, Rafferty EA, Rose SL, et al. JAMA, 2014, 311(24):2499-2507.

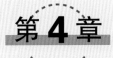

第4章

早期乳腺癌患者腋窝的管理

Monica G. Valero, Mehra Golshan

M. G. Valero · M. Golshan (✉)
Department of Surgery, Brigham and Women's Hospital, 75 Francis Street,
Boston, MA 02115, USA
e-mail: mgolshan@bwh.harvard.edu

M. G. Valero
e-mail: mvalero@partners.org

M. Golshan
Breast Oncology Program, Susan F. Smith Center for Women's Cancer,
Dana-Farber/Brigham and Women's Cancer Center, Boston, MA, USA

© Springer International Publishing AG 2018
W. J. Gradishar (ed.), *Optimizing Breast Cancer Management*, Cancer Treatment
and Research 173, https://doi.org/10.1007/978-3-319-70197-4_4

摘要：早期乳腺癌患者的腋窝管理方案在过去几十年中发展迅速。随着前哨淋巴结活检的应用，早期乳腺癌患者腋窝淋巴结清扫手术已经逐渐减少，并且只用于特定的患者。在过去的 20 年中，来自随机临床试验的证据显示腋窝手术在早期乳腺癌治疗中的地位有所下降。腋窝分期和治疗的进展是确定早期乳腺癌初始手术计划和治疗策略的关键组成部分。本章提供了早期乳腺癌患者腋窝管理的历史进程和当前临床应用的最新进展，尤其是腋窝管理的手术建议和具有争议的最新腋窝管理进展。

关键词：前哨淋巴结活检；腋窝淋巴结分期

4.1 引　言

乳腺癌在过去几十年的重大的多学科管理进展中也取得了重大突破。乳腺 X 线筛查，开发靶向和毒性较小的系统治疗，改进放疗方案和剂量，保乳手术（breast-converting surgery，BCS），以及前哨淋巴结活检（sentinel lymph node biopsy，SLNB）等一系列进展，已经影响和改善了乳腺癌患者的治疗和预后。

乳腺和腋窝的手术治疗已经从根治性腋窝淋巴结清扫术（axillary lymph node dissection，ALND）演变为侵入性较小的 SLNB，甚至在某些情况下完全放弃了腋窝分期。SLNB 已成为早期乳腺癌患者腋窝淋巴结分期的标准方法，与 ALND 相比，SLNB 可提供准确的分期，降低淋巴水肿发病率，改善患者的生活质量[1]。Donald Morton 博士于 1992 年首次介绍了 SLNB 的概念，用于检测黑色素瘤手术中隐匿性淋巴结转移的同时将创伤最小化。从此，区域淋巴结状态的重要性和 SLNB 在早期乳腺癌中的应用成为该领域重要的讨论方向之一。在 SLNB 应用的早期，ALND 仍然作为标准治疗方法，直到 21 世纪，SLNB 才被纳入腋窝的手术治疗管理实践[1]。

◼ 4.2 腋窝手术的历史

19 世纪末 Halsted 引入了根治性乳房切除术后，乳腺癌腋窝淋巴结清扫术和临床管理取得了重大进展 [2]。随后，在 20 世纪 30 年代，英国的 D.H Patey 推广了乳腺癌改良根治性切除术（modified radical mastectomy，MRM），保留胸肌的同时去除乳腺组织和腋窝淋巴结（Ⅰ～Ⅲ）。这项手术最终取代了乳腺癌根治性切除术，但长期随访结果显示 MRM 在保留胸肌后不仅未能减少乳腺癌复发，而且与根治性乳房切除术相比，预后也没有明显改善 [3]。

因此，临床医生开始质疑局部或区域控制对乳腺癌总体生存的影响。国家外科和辅助乳腺项目（National Surgical and Adjuvant Breast Project，NSABP）尝试研究这一问题，Bernard Fischer 博士假定乳腺癌是一种全身性疾病。一项由 NSABP 发起的随机临床试验 NSABP B-04 旨在解决 ALND 方式的争议 [4]，该研究于 1971—1974 年进行，入组 1 079 例可接受手术且临床淋巴结阴性的侵袭性乳腺癌患者。这些患者被随机分为 3 组：①采用根治性乳房切除术组；②采用全乳房切除术，无腋窝切除但术后采用放射治疗组；③采用全乳房切除术，仅在患者出现临床阳性腋窝淋巴结时行腋窝淋巴结清扫组。另外 586 例临床淋巴结阳性的患者被随机分为 2 组：①行根治性乳房切除术组；②行全乳房切除术，未行腋窝手术，但术后行腋窝放疗。

20 年的随访资料显示，淋巴结阴性治疗组和淋巴结阳性治疗组均无生存优势，但 NSABP B-04 试验没有设计和分析腋窝复发和生存的问题。该试验还发现与腋窝放疗相比，淋巴结清扫术在诊断区域性淋巴结和手术清扫阳性淋巴结时具有优越性。然而，研究结果未能显示出在初次手术时切除隐匿阳性淋巴结的生存优势，也未发现增加放疗后的生存优势 [4,5]。

基于以上研究进展，手术方式并没有改变，ALND 仍然是标准方案的地位也没有被撼动。缺乏检测的患者行 ALND 术后获益的可能是影响这一决策的关键因素 [4]。该研究的质疑者指出，在仅行乳房切除术组中，许多外科医生在切除乳房组织过程中仍然切除了大量腋窝淋巴结 [6-8]。

随后，乳腺和腋窝的手术治疗朝着相对温和的方向发展，并且 ALND 逐渐受到 SLNB 的挑战。SLNB 的概念在乳腺癌中持续发展。1993 年，David Krag 博士及其同事报告了其研究进展，该研究采用 ^{99}Tc 检测了第一种引流淋巴结和淋巴显像的方法。结果显示，该技术精确定位了原发性黑色素瘤的前哨淋巴结（sentinel lymph node，SLN）[9]。1994 年，Armando Giuliano 博士及其团队首次描述了应用异硫氰蓝染料在乳腺癌患者中行 SLNB[10]。Giuliano 当时将其描述为获得临床淋巴结阴性乳腺癌患者腋窝信息的准确方法。

Albertini 及其团队首次报道了蓝色染料结合同位素示踪技术的应用[11]。Veronesi 及其团队使用双示踪剂（^{99}Tc 和淋巴显像）对 163 例患者进行 SLNB，然后进行完全腋窝淋巴结清扫术[12]。研究发现，SLNB 能够准确预测 97.5% 的患者和所有肿瘤直径 <1.5 cm 患者的腋窝淋巴结状态。最后，Veronesi 及其团队于 2003 年设计了一项随机临床试验比较 SLNB 和腋窝淋巴结清扫术的优劣。他们将原发性乳腺癌和肿瘤直径 <2 cm 的患者随机分配到 SLNB 组、腋窝淋巴结清扫组或者 SLNB 发现转移后行腋窝淋巴结清扫组。该试验第一次验证了 SLNB 作为腋窝状态预测方法的准确性[1]。

4.3 SLNB 的技术考量

SLNB 是通过在瘤体部位使用放射性标记的胶体（^{99m}Tc）或蓝色染料（异硫氰蓝、专利蓝或亚甲基蓝），或两者联合进行皮内或乳晕下注射来定位 SLN[13-14]。

放射性标记的胶体技术是在手术前向患者乳腺肿瘤皮下或周围区域注射 0.5mL 或 0.5mCi 过滤的 ^{99m}Tc 硫胶体（放射性胶体）。手术医生可以通过淋巴扫描记录乳腺淋巴管向区域淋巴结的引流模式。在手术期间，伽马探针发出信号，引导手术医生识别 SLN。绝对计数最大的节点定义为放射性节点。通常认为如果 SLN 的计数大于 10% 的最高绝对计数淋巴结，则应该删除这些 SLNs。该指南已经在纪念斯隆·凯特林癌症中心得到验证，并且已经证明 10% 的 Cut-off 值可以识别多个 SLNs 患者中 98.3% 的阳性淋巴结[15]。

手术医生术中将蓝色染料注入乳房并进行轻柔按摩以帮助将染料转移到 SLNs。通过直接观察蓝色淋巴管或蓝染节点来识别 SLNs。SLNB 可以使用不同类型的蓝色染料，包括异硫氰蓝染料、专利蓝染料或亚甲蓝染料，但它们都不是金标准。异硫氰蓝染料是美国食品和药品监督管理局（Food and Drug Administration，FDA）批准用于 SLNB 的首批染料之一，可以被淋巴通道吸收并淤积在初级引流淋巴结内。异硫氰具有诱发过敏反应的风险，可引起皮疹、荨麻疹、瘙痒和低血压。有报道称，使用异硫氰诱发的过敏反应概率高达 2%[16]。纪念斯隆·凯特林癌症中心（包含 2 392 例患者）进行的最大的单中心回顾性分析发现，异硫氰蓝染料可以诱发 0.5% 的低血压，以及 1.6% 的过敏反应[17]。迄今为止，使用异硫氰蓝染料导致的死亡事件未见报道。亚甲蓝同样有效，成本也更低，并且全身反应的风险较低，报道的不良反应包括皮疹、红疹、皮下组织坏死和脓肿形成[18-20]。

多项研究对 SLNB 的注射技术进行了检验，并且对多种注射蓝色染料的方法如皮下、皮内或瘤体周围注射进行了描述。研究表明皮内注射优于皮下或更深的瘤体周围注射[21,22]。关键是要认识到皮内或乳晕下注射蓝色染料可能会导致乳头或皮肤形成纹身，尤其是乳腺保留患者会持续数月。对于接受全乳房切除术的患者，建议皮内注射或乳晕下注射蓝色染料，对于接受乳腺肿瘤切除术的患者，乳晕后注射蓝色染料可以使注射区域局限化，不会使乳房纹身长时间存在。

术中应同步鉴别和清除既没有蓝染也没有放射标记的可疑淋巴结，因为充满癌细胞的淋巴结可能不会吸收染料或胶体。如果术中未识别出前哨淋巴结，通常应进行腋窝淋巴结清扫（ALND Ⅰ级和Ⅱ级）。

4.4 前哨淋巴结（SLN）时代

4.4.1 临床淋巴结阴性证据的定义

迄今为止，SLNB 通常被推荐用于临床腋窝未见转移的患者，如果患者的 SLNs 为阴性则可避免行完全腋窝淋巴结清扫。这一结论得到了几项随机对照试验的支持，同时进行了长期随访，比较了 SLNB 和 ALND 的腋窝复发率。

Veronesi 及其团队进行了一项研究，比较只采用 SLNB 组与 SLNB 联合常规 ALND 组（如果前哨淋巴结为阴性）的预后差异[23]。在长达 10 年的随访中，结果显示两组在 DFS 方面没有差异；单独 SLNB 组的 OS 略高，但无统计学意义。

NSABP B-32 随机对照试验旨在评估前哨淋巴结阴性患者仅接受 SLNB 组与接受 ALND 组相比，OS、DFS、局部复发率和相关发病率的差异[24]。该研究显示两组间的 OS、DFS 和局部复发率无显著差异；还证实 SLNB 的局部复发率较低，这与之前的报道一致。综上所述，当前哨淋巴结为阴性时，只行 SLNB 是临床淋巴结阴性乳腺癌患者的恰当、安全且有效的选择。

4.4.2 临床淋巴结阳性患者的 SLNB

SLNB 一般应用于具有高敏感性和特异性的临床腋窝淋巴结阴性患者，那么 SLNB 中的转移性乳腺癌是否需要行 ALND？因为大多数前哨淋巴结阳性乳腺癌患者无相关性疾病可引起阳性淋巴结。有 3 项试验试图解决这一问题：Z0011、IBCSG 23-01 和 AMAROS 试验[25-27]。

美国外科医师学会肿瘤学组（American College of Surgeons Oncology Group，ACOSOG）Z0011 试验旨在研究计划接受保乳联合全乳放疗的临床淋巴结阴性患者的 SLNB，若其中患者有 1 或 2 个阳性腋窝淋巴结，则随机被分入 ALND 组和未行腋窝手术组[25]。当患者有多达 2 个阳性前哨淋巴结时，Z0011 试验指出清除腋窝淋巴结没有益处，并且未行 ALND 患者的腋窝复发率非常低（随访 6.3 年后约为 0.9%）。因此，阳性前哨淋巴结 <2 个的患者无论是否接受 ALND，其生存率、局部复发率或区域复发率均无变化。

IBCSG 23-01 是一项旨在确定早期乳腺癌患者 SLNB 发现 1 或多个微转移后，是否可以省略腋窝淋巴结清扫的研究[26]。患者被随机分配（按 1：1 的比例），分别行或不行腋窝淋巴结清扫。该试验的主要研究终点是 DFS，其他关注点包括腋窝复发率和并发症。试验结果显示，在对微转移患者中位随访 5 年后，腋窝清扫与无腋窝清扫患者的 DFS 无差异；而且未行腋窝淋巴结清扫术患者的复发率较低（<1%）[23]。

此外，Z0011 和 IBCSG 23-01 试验结果显示，用保乳、全乳放疗和辅助全身治疗 SLB 微转移的患者可以避免行 ALND，且不会增加局部复发或相关的死亡风险。研究人员随后提出的问题是：腋窝放疗是否可以提供类似的局部控制，同时副作用较腋窝淋巴结清扫更少？

随后，多中心随机对照 AMAROS 试验将临床 T1~2 N0 期原发性乳腺癌患者中 SLNB 发现 1~2 个阳性淋巴结者随机分配到腋窝放疗组或腋窝淋巴结清扫组[27]。该研究的主要终点是 DFS，次要终点包括腋窝复发率和腋窝手术并发症。结果显示：SLNB 阳性患者行腋窝淋巴结清扫或腋窝放疗后，都可为 T1~2 期乳腺癌患者提供相对满意的腋窝控制，但腋窝放疗组的淋巴水肿发生率明显更低。

4.5 具有挑战性和争议的问题

4.5.1 预防性乳房切除术

目前，预防性乳房切除术已经成为乳腺癌高风险女性（例如 *BRCA*1 和 *BRCA*2 突变携带者），以及非突变基因携带者为了对称，或担心对侧乳腺转移或复发女性的一种可接受的手术方式。最近的一项荟萃分析显示，该人群中淋巴结转移的风险报告为 1.2%。SLNB 不是一种完全无并发症的措施，尽管风险较小，但仍会诱发淋巴水肿。此外，采用 SLNB 时发现隐匿性癌的概率很低：导管内原位癌（DCIS）为 3.2%，浸润性癌为 1.8%，浸润性导管癌为 0.5%，浸润性小叶癌为 1.4%[28-30]。这些病理类型的乳腺癌患者的腋窝淋巴结转移概率较低，因此在接受预防性乳房切除术时不建议常规使用 SLNB。

4.5.2 导管内原位癌（DCIS）

具有明显的 DCIS 或空心针活检提示大面积弥漫性可疑微钙化的患者伴随侵袭性的风险较高。对于接受保乳手术的女性，目前不建议使用 SLNB，但对于潜在侵袭性风险较高的患者，可以考虑 SLNB。NCCN 建议可以选择性地为接受乳房切除术的患者提供 SLNB。对于考虑行乳房切除术的患者应单独进行管理，并且需要多学科团队进行讨论，以确定从 SLNB 收集到的临床信息是否会影响进一步的治疗决策。

4.5.3 具有多发癌灶的乳腺癌

基于若肿瘤有多个癌灶，则淋巴引流也不尽相同，通常会有一定假阴性率的理论，最初多中心乳腺癌被列为 SLNB 的禁忌证。然而，有证据表明，乳腺内的液体通过相同的传入淋巴管道引流至同一腋窝前哨淋巴结[31]。此外，有学者发现，在单病灶或多灶性乳腺癌患者的病变组织中识别 SLNs 的成功率与假阴性率相当[32,33]。一项评估有多发性癌灶乳腺癌患者的 5 年随访的单中心研究也报道了类似的结果。患者接受 SLNB 后，仅在 SLNB 阳性的情况下行进一步的腋窝淋巴结清扫术。138 例未接受腋窝淋巴结清扫的 SLNB 阴性患者中，3 例患者（2.2%）发生腋窝复发。由于腋窝复发在阴性 SLNB 组中并不常见，因此建议 SLNB 可用于多癌灶和临床腋窝淋巴结阴性的乳腺癌患者[6]。

4.5.4 老年乳腺癌患者的腋窝淋巴结分期

有数据表明，诊断年龄的增加与乳腺癌的有利特征之间存在一定关联[34-36]。因此，研究人员开始研究临床腋窝淋巴结阴性的老年患者是否可以从相对不积极的腋窝手术方法中获益。

IBCGS 10-93 试验是最早的比较年龄 >60 岁的临床腋窝淋巴结阴性和辅助激素治疗的患者行腋窝手术与未行腋窝手术的随机试验之一。试验结果表明，上述患者群体完全避免腋窝手术可以改善其生活质量[36]。对于某些临床腋窝淋巴结阴性的老年乳腺癌患者，如果淋巴结状态不影响辅助治疗决策的制订，则可省略 SLNB[37]。Hughes 及其团队在 CALGB 9343 试验中，通过对年龄 >70 岁的临床早期腋窝淋巴结阴性、雌激素受体阳性乳腺癌患者的 10 年随访研究也证明了这一观点[38]。患者接受了乳房肿瘤切除术并随机接受 TAM 联合放疗或单独使用 TAM 治疗。结果显示，两组患者的局部复发率都较低，远处转移率以及乳腺癌特异性生存或 OS 无明显差异。TAM 组发现 6 例腋窝复发，而 TAM 联合腋窝放疗组无腋窝复发；然而，仅有 244

例患者接受了腋窝分期，占入组患者的 1/3。

由于对老年乳腺癌患者的管理缺乏共识，导致许多老年患者过度治疗或治疗不足。一项基于美国外科医师学会国家癌症数据库（American College of Surgeons National Cancer Database）的研究（其中包括近 80% 的新诊断的乳腺癌患者）表明，在全美年龄 >70 岁的早期乳腺癌患者中，腋窝分期存在显著差异[39]。Pesce 等的研究表明，在医学学术机构接受治疗的患者占 18.5%，接受腋窝分期的概率比在社区医疗机构低 [OR=0.81,95% CI（0.76，0.87）][39]。

此外，有随机临床试验比较老年早期乳腺癌患者（65~80 岁）行或未行腋窝淋巴结清扫术的预后差异，结果显示术后放疗或辅助 TAM 治疗后，腋窝淋巴结清扫无获益[40,41]。虽然在临床上腋窝阴性的老年患者省略腋窝分期会导致区域复发风险增加，但几乎不影响患者的生存[42]。

因此，NCCN 建议，当老年患者需要辅助治疗的决策不受腋窝淋巴结清扫的影响时，可以考虑对其进行腋窝淋巴结分期[43]。

4.5.5 之前接受过乳房与腋窝手术的患者如何选择 SLNB？

大多数大型临床试验排除了既往行乳房或腋窝手术患者[12,44]。尽管先前的腋窝手术通常被认为是后续 SLNB 的禁忌证，但目前支持这一结论的数据有限。回顾性单分析结果表明，即使先前接受过乳房或腋窝手术，也可以识别出 SLNs[45,46]。此外，有报道称，之前接受过手术的患者行 SLNB 仍取得了很大成功，这与之前活检的方式和切除瘤体的体积无关[47]。Port 等的一项研究证明，先前的腋窝手术（腋窝清除术，或先前成功或失败的 SLNB）中即使移除 <10 个淋巴结，也对之后的 SLNB 没有影响。第二次 SLNB 中对淋巴结的识别采用同位素示踪和染色技术[48]。

Maaskant-Braat 等对包括局部复发性乳腺癌进行重复 SLNB 的所有研究进行了回顾性分析，报告了基于先前腋窝和乳房手术后重复腋窝示踪识别前哨淋巴结的成功率[50]。总体而言，572 例患者中有 405 例淋巴结标测成功 [70.8%，95% CI（66.9，74.5）]。之前接受过 SLNB 的患者中有 179 例进行了淋巴结示踪检测，其中 148 例 [82.7%，

95% CI（76.2，87.8）] 可见。在先前接受过 ALND 的患者中，197 例接受了淋巴示踪检测，其中 139 例 [70.6%，95% CI（63.6，76.7）] 可见，显著低于之前接受过 SLNB 的患者组（*P*<0.01）。该研究还根据之前的乳腺癌治疗方案对淋巴结示踪组进行了分类。在先前进行保乳治疗或乳房肿瘤切除术的患者中，425 例患者行淋巴示踪检测，其中 309 例患者成功检测 [72.7%，95% CI（68.2，76.8）]。在先前接受乳房切除术的患者中，41 例患者进行淋巴示踪检测，其中 31 例成功检测 [75.6%，95% CI（59.4，87.1）；*P*=NS]。研究结论：除了先前乳腺癌诊疗的侵入性较小之外，第一次和第二次淋巴示踪检测的间隔越长，之前接受过腋窝或乳房手术的患者再次手术时的获益率越高。因此，特定的乳腺癌患者可以避免不必要的淋巴结清除。这些发现补充了最新的临床实践指南，支持 SLNB 可应用于先前接受过乳房手术的患者 [51]。

4.5.6 妊娠期乳腺癌

怀孕期间诊断出乳腺癌是一种具有挑战性的情形。与哺乳有关的乳腺变化以及妊娠期 X 线筛查困难可能会延迟对该人群乳腺癌的诊断和治疗。SLNB 在妊娠早期乳腺癌患者中的作用一直存在争议。2001 年和 2005 年两个研究机构均不赞成在怀孕期间进行 SLNB[51]。随后，在 2006 年，一个国际研究机构认为在外科医生和患者之间进行了讨论并获得患者知情同意后，可以将 SLNB 作为该人群合适的、可选择的方案 [52,53]。美国临床肿瘤学会（ASCO）报告说，目前没有足够的数据来改变 2005 年的推荐，指出怀孕的患者不应该接受 SLNB[54,55]，但其他研究报道，SLNB 可以安全地应用于怀孕患者 [56,57]。

怀孕患者使用 SLNB 的潜在危害包括辐射暴露（辐射胶体的使用）对胎儿造成的伤害，蓝色染料可能对胎儿有致畸作用，以及母体对异硫氰蓝染料的过敏反应对胎儿的伤害等 [51,58,59]。就辐射暴露而言，注射的胶体放射性剂量相对较低，在注射部位可以迅速摄取和清除，并在注射后不久即可进行手术切除。上述理论得到了大量研究，一些学者表示对辐射暴露的关注不应排除怀孕期间使用 SLNB[59-61]。此外，已有证据显示 SLNB 的放射剂量一般为 0.014 mGy 或更低，对于胎儿的影响可忽略不计，这个数值远低于全美辐射防护和测量委员会对孕妇的限制[62]。

Dana-Farber / 哈佛癌症中心报告了一项最大的怀孕期妇女应用 SLNB 的研究，该研究包括 1996—2013 年在怀孕期被诊断为乳腺癌的 81 例女性。47 例临床淋巴结阴性患者在怀孕期间接受手术，其中 25 例（53.2%）患者接受了 SLNB，20 例（42.6%）患者接受了 ALND，2 例（4.3%）未接受淋巴结手术。16 例患者单独使用 ^{99}Tc，7 例患者单独使用亚甲蓝染料，2 例患者使用未知的标测方法。所有患者的定位均成功，未发现与 SLNB 相关的并发症。在接受 SLNB 的患者中，有 25 个活产婴儿，其中 24 个健康，1 个患有腭裂（在有母系遗传危险因素的情况下）。结论是：使用亚甲蓝或 ^{99}Tc 时，SLNB 似乎是相对安全和准确的。然而，该研究入组数量有限，仍需要进一步的研究证实[61]。

■ 4.6 结 论

SLNB 的发展和临床应用对早期乳腺癌患者的治疗产生了积极的影响。它为临床淋巴结阴性的早期乳腺癌患者提供了准确的诊断和预后信息，并可以作为指导手术和辅助治疗最重要的工具。在许多情况下，SLNB 可以取代 ALND，使很多患者免于 ALND 诱发的额外的并发症。乳腺癌的治疗和管理仍将继续发展，其最终目标是实现个体化和精准化。腋窝淋巴结状态将继续在腋窝分期和对肿瘤的局部控制中发挥关键作用。

参考文献

[1] Veronesi U, Paganelli G, Viale G, et al. A randomized comparison of sentinelnode biopsy with routine axillary dissection in breast cancer. N Engl J Med,2003, 349(6):546–553.

[2] Halsted WSI. The results of operations for the cure of cancer of the breast performed at the Johns Hopkins Hospital from June, 1889, to January, 1894. Ann Surg,1894,20(5):497–555.

[3] Adair F, Berg J, Joubert L, et al. Long-term follow up of breast cancer patients: the 30–year report. Cancer,1974, 33(4):1145–1150.

[4] Fisher B, Jeong JH, Anderson S, et al. Twenty-five-year follow-up of a randomized trial

comparing radical mastectomy, total mastectomy, and total mastectomy followed by irradiation. N Engl J Med, 2002, 347(8):567–575.

[5] Wickerham DL, Costantino JP, Mamounas EP, et al. The landmark surgical trials of the national surgical adjuvant breast and bowel project. World J Surg, 2006,30(7):1138–1146.

[6] Port ER, Tan LK, Borgen PI, et al. Incidence of axillary lymph node metastasesin T1a and T1b breast carcinoma. Ann Surg Oncol, 1998,5(1):23–27.

[7] Harris JR, Osteen RT. Patients with early breast cancer benefit from effective axillary treatment. Breast Cancer Res Treat, 1985,5(1):17–21.

[8] Moore MP, Kinne DW. Is axillary lymph node dissection necessary in the routine management of breast cancer? Yes. Important Adv Oncol, 1996:245–250.

[9] Alex JC, Weaver DL, Fairbank JT, et al. Gamma-probe-guidedlymph node localization in malignant melanoma. Surg Oncol,1993, 2(5):303–308.

[10] Giuliano AE, Kirgan DM, Guenther JM, et al. Lymphatic mapping and sentinel lymphadenectomy for breast cancer. Ann Surg,1994,220(3):391–398. discussion 8–401.

[11] Albertini JJ, Lyman GH, Cox C, et al. Lymphatic mapping and sentinel node biopsy in the patient with breast cancer. JAMA,1996,276 (22):1818–1822.

[12] Veronesi U, Galimberti V, Zurrida, et al. Sentinel lymph node biopsy as an indicator for axillary dissection in early breast cancer. Eur J Cancer, 2001,37(4):454–458.

[13] Zakaria S, Hoskin TL, Degnim AC. Safety and technical success of methylene blue dye for lymphatic mapping in breast cancer. Am J Surg , 2008,196(2):228–233.

[14] Blessing WD, Stolier AJ, Teng SC, et al. A comparison of methylene blue and lymphazurin in breast cancer sentinel node mapping. Am J Surg, 2002, 184(4):341–345.

[15] Chung A,Yu J, Stempel M, et al. Is the "10%rule" equally valid for all subsets of sentinel-node-positive breast cancer patients? Ann Surg Oncol, 2008,15 (10):2728–2733.

[16] Newman LA. Lymphatic mapping and sentinel lymph node biopsy in breast cancer patients: a comprehensive review of variations in performance and technique. J Am Coll Surg,2004,199(5):804–816.

[17] Montgomery LL, Thorne AC, Van Zee KJ, et al. Isosulfan blue dye reactions during sentinel lymph node mapping for breast cancer. Anesth Analg, 2002, 95(2):385–388 (table of contents).

[18] Borgstein PJ, Meijer S, Pijpers R. Intradermal blue dye to identify sentinel lymph-node in breast cancer. Lancet,1997, 349(9066):1668–1669.

[19] Stradling B, Aranha G, GabramS. Adverse skin lesions after methylene blue injections for sentinel lymph node localization. Am JSurg, 2002,184(4):350–352.

[20] Brady EW. Sentinel lymph node mapping following neoadjuvant chemotherapy for breast cancer. Breast J,2002, 8(2):97–100.

[21] Kern KA. Sentinel lymph node mapping in breast cancer using subareolar injection of blue dye. J Am Coll Surg,1999, 189(6):539–545.

[22] Klimberg VS, Rubio IT, Henry R, et al. Subareolar versus peritumoral injection for location of the sentinel lymph node. Ann Surg, 1999, 229(6): 860–864 (discussion 4–5).

[23] Veronesi U, Viale G, Paganelli G, et al. Sentinel lymph node biopsy in breast cancer: ten-year results of a randomized controlled study. Ann Surg, 2010, 251(4):595–600.

[24] Krag DN, Anderson SJ, Julian TB, et al. Sentinel-lymph-node resection compared with conventional axillary-lymph-node dissection in clinically node-negative patients with breast cancer: overall survival findings from the NSABP B–32 randomised phase 3 trial. Lancet Oncol., 2010,11(10):927–933.

[25] Giuliano AE, Hunt KK, Ballman KV, et al. Axillary dissection vs no axillary dissection in women with invasive breast cancer and sentinel node metastasis: a randomized clinical trial. JAMA, 2011,305(6):569–575.

[26] Galimberti V, Cole BF, Zurrida S, et al. Axillary dissection versus no axillary dissection in patients with sentinel-node micrometastases (IBCSG 23–01): a phase 3 randomised controlled trial. Lancet Oncol, 2013,14(4):297–305.

[27] Donker M, van Tienhoven G, Straver ME, et al. Radiotherapy or surgery of the axilla after a positive sentinel node in breast cancer (EORTC 10981–22023 AMAROS): a randomised, multicentre, open-label, phase 3 non-inferiority trial. Lancet Oncol, 2014, 15(12):1303–1310.

[28] Nagaraja V, Edirimanne S, Eslick GD. Is sentinel lymph node biopsy necessary in patients undergoing prophylactic mastectomy? A systematic review and metaanalysis. Breast J, 2016, 22(2):158–165.

[29] Boughey JC, Khakpour N, Meric-Bernstam F, et al. Selective use of sentinel lymph node surgery during prophylactic mastectomy. Cancer, 2006, 107(7):1440–1447.

[30] Boughey JC, Attai DJ, Chen SL, et al. Contralateral prophylactic mastectomy (CPM) consensus statement from the American Society of Breast Surgeons: data on CPM outcomes and risks. Ann Surg Oncol, 2016,23(10):3100–3105.

[31] Jin Kim H, Heerdt AS, Cody HS, et al. Sentinel lymph node drainage in multicentric breast cancers. Breast J, 2002, 8(6):356–361.

[32] Kumar R, Jana S, Heiba SI, et al. Retrospective analysis of sentinel node localization in multifocal, multicentric, palpable, or nonpalpable breast cancer. J Nucl Med,2003, 44(1):7–10.

[33] Tousimis E, Van Zee KJ, Fey JV, et al. The accuracy of sentinel lymph node biopsy in multicentric and multifocal invasive breast cancers. J Am Coll Surg, 2003,197(4):529–535.

[34] Pierga JY, Girre V, Laurence V, et al. Characteristics and outcome of 1755 operable breast cancers in women over 70 years of age. Breast, 2004,13(5): 369–375.

[35] Diab SG, Elledge RM, Clark GM. Tumor characteristics and clinical outcome of elderly women with breast cancer. J Natl Cancer Inst,2000, 92(7):550–556.

[36] International Breast Cancer Study G, Rudenstam CM, Zahrieh D, et al. Randomized trial comparing axillary clearance versus no axillary clearance in older patients with breast cancer: first results of International Breast Cancer Study Group Trial 10–93. J Clin Oncol, 2006, 24(3):337–344.

[37] Mc CD, Gemignani ML. Current management of the Axilla. Clin Obstet Gynecol, 2016, 59(4):743–755.

[38] Hughes KS, Schnaper LA, Bellon JR, et al. Lumpectomy plus tamoxifen with or without irradiation in women age 70 years or older with early breast cancer: long-term follow-up of CALGB 9343. J Clin Oncol, 2013,31(19):2382–2387.

[39] Pesce C, Czechura T, Winchester DJ, et al. Axillary surgery among estrogen receptor positive women 70 years of age or older with clinical stage I breast cancer, 2004–2010: a report from the National Cancer Data Base. Ann Surg Oncol, 2013,20 (10):3259–3265.

[40] Martelli G, Boracchi P, Ardoino I, et al. Axillary dissection versus no axillary dissection in older patients with T1N0 breast cancer: 15-year results of a randomized controlled trial. Ann Surg,2012,256(6):920–924.

[41] Martelli G, Boracchi P, Orenti A, et al. Axillary dissection versus no axillary dissection in older T1N0 breast cancer patients: 15-year results of trial and out-trial patients. Eur J Surg Oncol, 2014, 40(7):805–812.

[42] Liang S, Hallet J, Simpson JS, et al. Omission of axillary staging in elderly patients with early stage breast cancer impacts regional control but not survival: a systematic review and meta-analysis. J Geriatr Oncol, 2016: 140–147.

[43] Gradishar WJ, Anderson BO, Balassanian R, et al. Breast cancer, Version 2.2017: National Comprehensive Cancer Network; 6 Apr 2017. Available from: https://www.nccn. org/professionals/physician_gls/f_guidelines.asp

[44] Viale G, Zurrida S, Maiorano E, et al. Predicting the status of axillary sentinel lymph nodes in 4351 patients with invasive breast carcinoma treated in a single institution. Cancer, 2005,103(3):492–500.

[45] Heuts EM, van der Ent FW, Kengen RA, et al. Results of sentinel node biopsy not affected by previous excisional biopsy. Eur J Surg Oncol,2006, 32(3):278–281.

[46] Renaudeau C, Lefebvre-Lacoeuille C, Campion L, et al. Evaluation of sentinel lymph node biopsy after previous breast surgery for breast cancer: GATA study. Breast, 2016, 28:54–59.

[47] Haigh PI, Hansen NM, Qi K, et al. Biopsy method and excision volume do not affect success rate of subsequent sentinel lymph node dissection in breast cancer. Ann Surg Oncol, 2000, 7(1):21–27.

[48] Port ER, Fey J, Gemignani ML, et al. Reoperative sentinel lymph node biopsy: a new option for patients with primary or locally recurrent breast carcinoma. J Am Coll Surg, 2002,195(2):167–172.

[49] Intra M, Trifiro G, Viale G, et al. Second biopsy of axillary sentinel lymph node for reappearing breast cancer after previous sentinel lymph node biopsy. Ann Surg Oncol,2005,12(11):895–899.

[50] Maaskant-Braat AJ, Voogd AC, Roumen RM, et al. Repeat sentinel node biopsy in patients with locally recurrent breast cancer: a systematic review and metaanalysis of the literature. Breast Cancer Res Treat, 2013,138(1):13–20.

[51] Lyman GH, Giuliano AE, Somerfield MR, et al. American Society of Clinical Oncology

guideline recommendations for sentinel lymph node biopsy in early-stage breast cancer. J Clin Oncol, 2005,23(30):7703–7720.

[52] Loibl S, von Minckwitz G, Gwyn K, et al. Breast carcinoma during pregnancy. International recommendations from an expert meeting. Cancer, 2006,106(2):237–246.

[53] Schwartz GF, Giuliano AE, Veronesi U, et al. Proceedings of the consensus conference on the role of sentinel lymph node biopsy in carcinoma of the breast April 19 to 22, 2001, Philadelphia, Pennsylvania. Hum Pathol, 2002,33(6):579–589.

[54] Lyman GH, Somerfield MR, Bosserman LD, et al. Sentinel lymph node biopsy for patients with early-stage breast cancer: American Society of Clinical Oncology Clinical Practice Guideline Update. J Clin Oncol JCO,2016:710–947 (Epub ahead of print).

[55] Lyman GH, Temin S, Edge SB, et al. Sentinel lymph node biopsy for patients with early-stage breast cancer: American Society of Clinical Oncology clinical practice guideline update. J Clin Oncol, 2014, 32(13):1365–1383.

[56] Gentilini O, Cremonesi M, Trifiro G, et al. Safety of sentinel node biopsy in pregnant patients with breast cancer. Ann Oncol, 2004,15(9):1348–1351.

[57] Gentilini O, Cremonesi M, Toesca A, et al. Sentinel lymph node biopsy in pregnant patients with breast cancer. Eur J Nucl Med Mol Imaging, 2010,37(1):78–83.

[58] Toesca A, Luini A, Veronesi P, et al. Sentinel lymph node biopsy in early breast cancer: the experience of the European Institute of Oncology in Special Clinical Scenarios. Breast Care (Basel),2011, 6(3):208–214.

[59] Spanheimer PM, Graham MM, Sugg SL, et al. Measurement of uterine radiation exposure from lymphoscintigraphy indicates safety of sentinel lymph node biopsy during pregnancy. Ann Surg Oncol , 2009,16(5):1143–1147.

[60] Morita ET, Chang J, Leong SP. Principles and controversies in lymphoscintigraphy with emphasis on breast cancer. Surg Clin North Am,2000,80(6):1721–1739.

[61] Gropper AB, Calvillo KZ, Dominici L, et al. Sentinel lymph node biopsy in pregnant women with breast cancer. Ann Surg Oncol,2014, 21(8):2506–2511.

[62] Pandit-Taskar N, Dauer LT, Montgomery L, et al. Organ and fetal absorbed dose estimates from ^{99m}Tc-sulfur colloid lymphoscintigraphy and sentinel node localization in breast cancer patients. J Nucl Med,2006, 47(7):1202–1208.

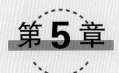

第 5 章

导管内原位癌（DCIS）被高估了吗？

Joshua Feinberg, Rachel Wetstone, Dana Greenstein, Patrick Borgen

J. Feinberg
Department of Surgery, Maimonides Breast Center, Maimonides Medical Center,
Research Fellow, Oxford University, Oxford, England

R. Wetstone · D. Greenstein · P. Borgen (✉)
Department of Surgery, Maimonides Medical Center, Brooklyn, NY, USA
e-mail: PBorgen@maimonidesmed.org

© Springer International Publishing AG 2018
W. J. Gradishar (ed.), *Optimizing Breast Cancer Management*, Cancer Treatment
and Research 173, https://doi.org/10.1007/978-3-319-70197-4_5

摘要： 乳腺导管内原位癌（DCIS）是一种非侵入性乳腺癌，占美国每年新诊断乳腺癌病例的 20% 以上。大多数患者接受先局部切除，再进行全乳房放疗。全乳房切除术并不罕见，在过去的 10 年中，全乳房切除术与降低对侧风险的乳房切除术数量一直在增加。雌激素受体阳性乳腺癌患者通常接受内分泌辅助治疗，一般采用选择性雌激素受体调节剂或芳香化酶抑制剂作为治疗和预防药物。局部区域治疗方案对患者最终的总生存（OS）没有影响。DCIS 患者的长期存活率高于其他类型的乳腺癌，其相对较好的预后是治疗策略有效的证明，还是有大部分 DCIS 不可能进展为浸润性导管癌？在乳腺 X 线筛查应用之前，美国临床医生几乎未见到过 DCIS。与其他国家相比，美国乳腺 X 线筛查的利用率和 DCIS 的发病率最高。其他研究包括针对其他死因导致的死亡的尸检发现乳腺 DCIS、DCIS 漏诊患者以及目前 DCIS 的回顾性研究结论都支持 DCIS 在大多数情况下是惰性的[3-14]。有证据表明，患者和医生对 DCIS 的误解导致了过度诊断和治疗。最近出现的基因表达检测分析方法（12 基因检测，Oncotype DCIS）在预测 DCIS 分类方面显示出较好的前景。

关键词： 乳腺导管内原位癌；乳腺癌；筛查；基因检测

5.1 引　言

在过去的半个世纪中，人类对一些常见疾病的治疗是基于其病理生理学缺陷来进行的。对于普通外科医生来说，没有比治疗消化性溃疡（peptic ulcer disease，PUD）更好的例子。大多数情况下，PUD 被认为是由于过量的胃酸产生引起的。PUD 的手术治疗是以一系列减酸手术为基础，其中最有效的手术是 Vagotomy 和 Antrectomy，而高度选择性迷走神经切断术的并发症更少。1982 年两位澳大利亚的科学家 Robin Warren 和 Barry J. Marshall 将幽门螺杆菌（Helicobacter pylori，Hp）列为 PUD 的致病因素。他们在原始论文中指出，大多数胃溃疡和胃炎都是由 Hp 定植引起的，而不是之前所假设的压力或辛辣食物[1,2]。Hp 最初并不被广泛接受，后来，Marshall 喝了一培养皿含有从患者体内提取的生物培养物进行自我试验，5d 后发生胃炎，服用抗生素两周后症状消失，由于仍存在口臭症状，他在妻子的催促下继续服用抗生素来杀死残留的细菌，因为口臭是感染的症状之一。该试验于 1984 年在《澳大利亚医学杂志》（*Australian Medical Journal*）上发表，是该杂志被引用次数最多的文章之一。1997 年，疾病控制和预防中心与其他政府机构、学术研究机构和工业界开展了一项全国科普教育活动，向卫生保健提供者和大众宣传 Hp 与 PUD 之间的联系。这项活动强化了 PUD 是一种可治愈的感染性疾病，这种科普可以大大改善人群的健康状况，并节省医疗资金。2005 年，这两位科学家因为揭示了 Hp 在胃炎和 PUD 中的关键作用被授予了诺贝尔生理学和医学奖。

将目前的 DCIS 治疗与 PUD 治疗进行比较是否合理？答案既是肯定的，也是否定的。由于 PUD 的致病因素在 1982 年之前是未知的，所以此前的治疗存在天然缺陷。DCIS 的核心问题是其自然病史，以及临床医生的治疗策略是否基于 DCIS 是侵袭性导管癌的前兆的错误假设。大多数 DCIS 要么永远不会进展为浸润性乳腺癌，要么最多以缓慢的速度进展，在没有临床意义。DCIS 是一类复杂疾病家族的总称，不能使用其常规临床病理特征进行进一步分类。

本章主要探讨两个方面的内容：①分析有关 DCIS 疾病历史进程的可用证据；②探索可以对 DCIS 进行亚分类的预测工具，同时找到与之对应的治疗方案，避免过度治疗。

5.2 乳腺的解剖

乳腺由 13~24 个腺叶组成。每个腺叶的分支管道系统由终末导管小叶单元（terminal duct lobular units，TDLU）汇集而成，并且是通过亚段导管和乳段导管进入乳头的主要输乳管道。TDLU 是假定的乳腺癌起源的终末结构。每个腺叶的导管收集系统互不融合，这可能是预防灾难性感染，保护产乳器官的进化优势。目前认为小叶内的激素敏感性上皮细胞是 DCIS 的主要来源。肿瘤细胞生长，压缩基底膜的边界

（在光学显微镜下），该过程可导致肿瘤细胞坏死，形成在乳腺 X 线中观察和研究的微钙化颗粒。如果没有微钙沉积，就不可能诊断乳腺中的早期 DCIS 病变。对于 DCIS 而言，基底膜的侵入是可以避免的，即使大部分 DCIS 病例的三维图像显示是单发病灶，并且通常局限于乳腺导管系统的单个小叶。肿瘤细胞可以在由良性增生性疾病如硬化性腺病、导管增生，甚至多发性乳头状瘤改变的空间内增殖。非典型导管增生（atypical ductal hyperplasia，ADH）可以被认为是非常小的低级别 DCIS，通常不完全填充由基底膜界定的空间。尽管 ADH、非典型小叶增生和小叶原位癌（lobular carcinoma in situ，LCIS）都有后期发展为侵袭性乳腺癌的一般风险，但其中一半发生在未受影响的对侧乳腺。我们可以合理地假设 DCIS 对未来的疾病具有一定的影响，而不是作为侵入性乳腺癌的专属前兆。

5.3 DCIS 自然史的历史观点

1919 年，纽约市癌症和相关疾病纪念医院（Memorial Hospital for Cancer and Allied Disease）的 James Ewing（1866—1943）在其《肿瘤性疾病》（*Neoplastic Diseases*）一书中将乳腺癌分类为腺癌、导管癌和腺泡癌。在本书的第 503 页，他展示了显微镜下的非浸润性大、小腺泡癌，随附的显微照片清楚地显示了 DCIS 和 LCIS，尽管这些术语从未被 Ewing 用于该疾病。1932 年，美国明尼苏达州罗切斯特市梅奥诊所的 Albert Broders（1885—1964）首次提出了"原位癌"这一术语。

Frank Foote（1911—1989）和 Fred Stewart（1894—1991）在纽约市癌症和相关疾病纪念医院引入了"LCIS（小叶原位癌）"的概念。从根本上说，他们将 LCIS 的概念转化为浸润性小叶癌的专属先兆。他们在这一观点中反对像 Cushman Haagensen 这样的主流病理学家提出的"这种病变不是侵袭性疾病的先兆，而是后续风险的标志"。Cushman Haagensen 倾向于使用一些中心仍沿用的对这种病态小叶瘤的称谓。Foote 和 Stewart 指出，小叶的小导管癌和小叶癌的发生可以独立于常见的大导管乳腺癌，并且 LCIS 具有侵袭和转移的潜力。他们正确地指出，LCIS 不能通过临床表现或大体病理检查诊断，并提示 LCIS 通常在对其他病变进行切除时偶然发现。研究者建议 LCIS 的治疗可采用单纯乳房切除术，但如果对患者随访严密，也可以采用广泛的局部切除。随着 1950 年《Stewart 乳腺肿瘤 AFIP 分册》（*Stewart's AFIP Fascicle on Tumors of the Breast*）的出版，LCIS 被病理学家和肿瘤学家普遍认为是有效的实体。该出版物同时包含对 DCIS 的清晰描述，这可能是首次用词汇描述 DCIS [15-23]。

5.4 DCIS 和浸润性导管癌（IDC）

最常见的乳腺恶性肿瘤是浸润性导管癌（invasive ductal carcinoma, IDC），是包括导管增生（DH）在内的乳腺良性纤维囊性增生症进展引发的假定终点。流行病学证据显示大多数 ADH 并未进展为 DCIS，且大多数 DCIS 也并未进展为 IDC，因此从 DH 到 IDC 只是简单的连续进展的理论完全是表面特质，受到了质疑 [24-30]。

尽管研究者努力证明 DCIS 确定为 IDC 的癌前病变，但迄今为止相关的有效证据相对较少。基因组生物标志物研究主要应用基因表达微阵列或阵列拷贝基因组杂交（aCGH）研究假定的疾病进展谱系。可以预见，许多研究已经在同一乳腺 DCIS 和 IDC 区域内检测到了高度相似的基因拷贝谱和基因表达特征。随着新一代测序（next-generation sequencing, NGS）技术的发展，研究人员已开始应用更高分辨率的方法来研究同时患有 DCIS-IDC 患者的 IDC 特异性突变和拷贝数，其中一些研究已经在伴发 DCIS 的 IDC 患者中发现了一致和不一致的突变。然而，这些最初的基因组研究面临着一些技术障碍，包括肿瘤组织纯度低，新鲜冷冻组织不易获得，以及肿瘤异质性（intra-tumor heterogeneity, ITH）。因此，人们对 DCIS 的侵袭相关性基因组学和分子学基础仍然所知甚少 [31-48]。

5.5 DCIS 的临床、基因组和分子特征

组织病理学通过 H-E 染色可以鉴定出 DCIS 的不同亚型；然而，这些发现的临床相关性引起了部分学者的怀疑。即使是曾经认为伴有中

心坏死的 DCIS（粉刺状坏死）是不良预后的特征，这一发现也被认为具有临床意义。最常见的实性 DCIS，筛状 DCIS，伴有粉刺状坏死的 DCIS，微乳头状 DCIS 等解剖学亚类似乎与患者的自然史和复发概率没有关联。

对 DCIS 患者的长期随访研究表明，低级别与高级别 DCIS 的进展存在显著差异，只有 35% 的低级别 DCIS 患者在 50 年内进展为 IDC，而 50% 的高级别 DCIS 患者在 3 年内发展为 IDC。前文已详细讨论了低级别和高级别 DCIS 之间的差异。然而，DCIS 的等级受病理学家的主观性影响，并且在临床试验中可重复性较差。评估 DCIS 级别的研究通常显示出判定级别时存在差异。

在美国，DCIS 患者经常被询问雌激素受体（ERs）和孕激素受体（PRs）的状态，以确定是否应该推荐基于激素受体的治疗方案。研究表明，低级别的 DCIS 通常为 ER 阳性和 PR 阳性，与 ER 阴性和 PR 阴性的高级别 DCIS 相比，不容易进展。虽然一项最新研究显示 DCIS 组织中 HER2 受体的异质性也与 DCIS 患者的不良预后有关，但目前临床上对 DCIS 患者并未常规检测 HER2（ERBB2）扩增。

低级别 DCIS 通常为 ER 阳性、PR 阳性或 HER2 阴性，与高级别 DCIS 相比，拷贝数差异（copy number aberrations，CNAs）更小。高级别 DCIS 具有更异型的细胞核，同时 ER 阴性和 PR 阴性更常见。高级别 DCIS 通常具有更多的全基因组 CNAs，包括 1q+、5p+、8p−、8q+、11q−、13q−、14q− 和 17q+ 中的高频 CNAs，以及 6q22、8q22、11q13、17q12、17q22~24 和 20q13 的扩增。IDC 的突变标记包括：TP53 和 PTEN 的突变（体细胞不是胚系突变），染色体 17 和 11q 的扩增，以及 PIK3CA 突变的丢失[49-56]。

5.6 侵袭模型

从概念上讲，从 DCIS 进展到 IDC 有 3 种基本入侵模型：①独立进化；②进化瓶颈；③多克隆侵袭（图 5.1）。独立进化模型提出正常乳腺组织中的两个不同的起始细胞（N1、N2）分别产生 DCIS 和 IDC 亚群。独立谱系模型与直接谱系模型（进化瓶颈和多克隆侵袭）形成鲜明对

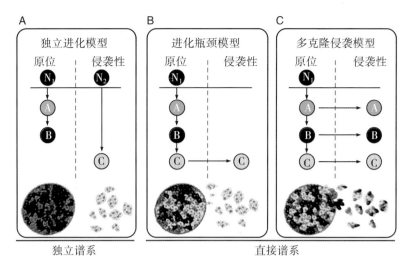

图 5.1　DCIS 的侵袭进化模型。A. 独立进化模型显示原位和侵袭性亚群从独立谱系演化而来，这些谱系起源于乳腺中两种不同的正常细胞（N1，N2）。B. 进化瓶颈模型显示来自同个祖细胞（N1）的 3 个克隆亚群的进化，在入侵期间从中选择单个克隆并扩增以形成侵袭性癌。C. 多克隆侵袭模型显示了乳腺中单个正常细胞（N1）的 3 个克隆亚群的进化。在该模型中，所有 3 个克隆逃离导管并共同迁移到邻近组织中以建立侵袭性癌 [The Journal of Pathology,2016, 241(2): 208-218.]

比，直接谱系模型假设单个正常乳腺细胞（N1）产生 DCIS 和 IDC 群体。直接谱系模型与进化瓶颈模型的主要区别在于后者认为导管中某些特定的克隆在入侵期间迁移到邻近组织中，形成侵入性肿瘤。相比之下，多克隆入侵模型认为多个克隆从导管逃逸后入侵，主要是在基底膜降解后，协调或随机逃逸。实际上，这 3 种模型很可能在不同的 DCIS 和不同的时间点都是正确的。

5.7 DCIS 的发病率

在美国，DCIS 约占所有乳腺癌的 20%，相比于 1973 年所有 DCIS 病例所占比例约为 2.8%，增加了近 10 倍。这应直接归因于乳腺成像筛查的普及。1990—2000 年，使用乳腺成像筛查增加的发病率曲线几乎与 DCIS 增加的发病率曲线一致。2007 年，数字化钼靶成像取代了传统的模拟乳腺成像筛查，并且可以预见 DCIS 的发病率将会增加。患者拒绝接受传统乳腺成像筛查中的辐射暴露可能会促进 DCIS 进展的观点，可能合理的解释是：特定的 DCIS 可能永远不会进展为浸润性乳腺癌，或者侵袭性进展的速度足够慢以至在临床上毫无意义。

5.8 DCIS 的自然进程

目前我们关于 DCIS 自然进程的相关知识仍不完善。除了从乳腺筛查成像研究中得出的推论之外，学者已经应用了几种不同的方法来阐明 DCIS 的自然进展史。

一些研究中因部分 DCIS 病例最初被误诊为良性，病变得以保留在乳腺中，从而可以进行 DCIS 的研究。Page 等进行了一项回顾性研究，发现最初诊断为良性乳腺疾病的 11 760 例患者中有 28 例为 DCIS。只有 9/28（32%）的患者活检随访 31 年后进展为浸润性乳腺癌。Betsill 及其团队进行了一项长期随访研究，对被诊断为低级别乳头状导管内癌的初始漏诊患者仅进行单纯活检。在诊断 9.7 年后，这些患者中有 40% 没有进展为浸润性乳腺癌。此外，有学者对数千例乳腺活检组织进行了回顾性研究，发现 30 例活检组织中含有微乳头状 DCIS，其中有 15 例患者的随访信息，对随访信息进行分析发现有 8 例患者在 DCIS 同侧乳腺进展为浸润性乳腺癌，平均进展时间为 9 年。另外一项研究调查了 9 000 例乳腺活检组织，寻找漏诊的 DCIS 病例。在 9 000 例乳腺活检组织中有 80 例为 DCIS，其中 11 例在平均 17.5 年的时间内进展为侵袭性乳腺癌。这些关于 DCIS 漏诊的研究结果见表 5.1。这些研究表明，漏诊且未接受进一步治疗的 DCIS 患者在诊断 10 ~15 年后进展为浸润性乳腺癌的概率为 14% ~53%[56]。总之，这些研究重申了这样一个事实，即大部分 DCIS 永远不会进展为浸润性导管癌。

此外，尸检研究提供的另一个证据表明 DCIS 并不总是会发展为侵袭性癌。一些寻找隐匿性 DCIS 的研究者对死于其他原因女性的乳腺组织进行了深入研究。Nielson 等在进行尸检研究时发现 77 个病例中有 14 例患有 DCIS，同时这些患者在去世前并未发现该病，说明该病的发病率显著高于未选择乳腺筛查时的概率。Gilbert Welch 和 Robert Black 对 7 项尸检研究进行了荟萃分析，发现这些研究中，DCIS 的平均患病

表 5.1 将 DCIS 误诊为良性病变的临床研究的随访数据回顾分析

研究	良性活检例数	漏诊 DCIS 例数（仅包括有随访的患者）	进展为侵袭性瘤的例数	活检时的年龄	组织学形态	随访时间	侵袭性进展的百分比（95%CI）[a]
Eusebi 等	9 520（9 446 例组织学评估）	80[80]	11	24~77 岁	伴或不伴粉刺样坏死	1~14 年	0.14%（0.07，0.23）
Page 等	11 760	20[20]	9	33~74 岁	无粉刺样坏死	3~31 年	0.32%（0.15，0.49）
Rosen 等[b]	>8 000	30[15]	8	未见报道	微乳头	1~24 年	0.53%（0.28，0.79）
Collins 等	1 877	13[13]	6	41~63 岁	未见报道	4-18 年	0.46%（0.19，0.73）

a：精确的二项分布；b：与 Betsill 等[7] 的研究为同一组患者延长随访时间（经允许引自参考文献 56）

率为 8.9％。这与乳腺筛查数据形成鲜明对比，筛查数据显示女性 DCIS 的患病率为每年 1/1 000。

关于乳腺癌进展史的一个更现代的争议来自最近对采取保留乳腺治疗方案的 3 000 例 DCIS 患者的大型回顾性研究。Van Zee 等回顾了他们在纪念斯隆·凯特琳癌症中心 30 年的经历。他们在患者中确定了 271 例浸润边缘为 2 mm 或更小的 DCIS 患者，另外 59 例患者的边缘有阳性浸润。这些患者未行进一步的手术或放疗，也未行内分泌干预治疗。在长达 20 年的随访中，超过 60％的患者未发生浸润性乳腺癌[57]。

5.9 患者对风险和治疗选择的认知

Rakovitch 等的一项研究发现患有 DCIS 与患有侵袭性乳腺癌的女性具有相同的社会心理发病率，尽管两者之间的严重程度不同[58]。此外，患者还高估了在目前的临床环境中乳房切除术的获益。患者因不能明确认识侵袭性癌和原位癌可能导致过度治疗。McCaffery 等最近发表了一份分析，探讨用于描述 DCIS 的不同术语对女性的重视程度以及最终的治疗选择产生的重大影响[59]。该研究使用两个不同的术语来描述 DCIS。第一个术语是"异常细胞"，第二个术语是"入侵前的乳腺癌细胞"。如果用 "异常细胞"代替"入侵前的乳腺癌细胞"，则患者可能会更多地选择观察等待（主动监视），而不是手术治疗。这些研究结果对于致力于治疗 DCIS 的临床医生具有一定的参考意义。

5.10 放射治疗在 DCIS 中的作用

目前美国的 DCIS 标准治疗方案为保乳治疗，包括广泛局部切除至干净切缘和术后放射治疗。建立该标准的试验是 NSABP B-17 试验[60]。该试验将单纯乳腺肿瘤切除术与乳腺肿瘤切除术联合术后放疗的妇女进行比较。10 年后，94.5％的患者在接受乳腺肿瘤切除术和放射治疗后未见疾病进展，而 83.6％的行单纯乳腺肿瘤切除术的患者未见进展，二者相差 10.9％，这种差异在统计学和临床上都很重要，但无法确定哪些亚组患者可以在放疗中获益。很明显，该研究没有指出所有群体都平等获益，因为约80%的非放疗组在20多年的随访后仍然没有进展。研究者承认目前无法确定不会从放疗中获益的低风险亚组。在超过25年的随访中，接受放疗作为其DCIS保乳方法的一部分的患者未显示出显著的生存优势。

乳腺放射治疗会引起一些可能的并发症，最常见的短期副作用包括：腋窝不适、胸痛、疲劳、白细胞计数降低、皮肤灼伤、瘙痒、肺功能受损、乳房变色和乳房收缩。与放疗相关的长期并发症是冠状动脉不良事件的发生概率增加，以及辐射诱发的继发性癌罕见进展，最常见的是乳腺血管肉瘤。

Darby等的一项研究发现，每增加1 Gy的乳腺放射剂量，患者发生冠状动脉不良事件的概率会增加了7.4%（图5.2）[61]。该研究还表明，左乳放疗导致的冠状动脉不良事件高于仅右乳放疗（$P=0.002$）。该研究中发生冠状动脉不良事件的963例女性中，44%在乳腺癌诊断后的

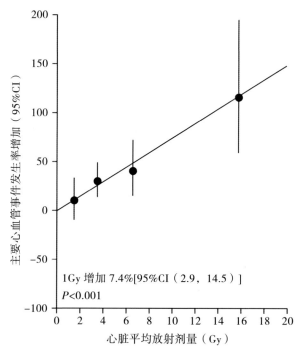

图5.2　心脏平均放射剂量增加会提高主要心血管事件发生概率

10年内发生，有些甚至在诊断后的5年内就已经发生。

Merino等指出联合早期乳腺癌患者保乳方案的放疗技术种类很多，包括全乳房照射（whole breast irradiation，WBI），使用高剂量率的近距离部分乳腺照射（accelerated partial breast irradiation，APBI），或三维立体适形放疗（3D-conformal radiotherapy，3D-CRT）都会直接对心肌造成一些辐射[62]。研究者比较了不同放疗技术照射左乳房的平均心脏剂量。根据Darby报告的模型，估计心脏总剂量是符合线性风险增加的，每增加1 Gy，心脏平均剂量则会增加7.4%。对中等大小的肿瘤，WBI导致最高的心脏平均剂量，约为2.99 Gy，3D-CRT APBI的心脏剂量约为0.51 Gy，多导管为1.58 Gy，球囊HDR为2.17 Gy。转化为远期冠状动脉事件时概率分别增加22%、3.8%、11.7%和16%。灵敏度分析显示，肿瘤位置对3D-CRT APBI的心脏平均剂量几乎没有影响，对高剂量APBI的影响最小。在全乳放疗的情况下，较大的乳房和摆位误差会导致心脏平均剂量急剧增加。对于乳房较大的女性，心脏总剂量达到10.79 Gy，同时摆位误差仅为1.5 cm。如此高的剂量值可能会使远期冠状动脉事件的风险增加80%。不同照射技术之间的比较表明，3D-CRT APBI似乎是最安全的，未来发生心血管事件的可能性相对较小。敏感性分析显示WBI对于乳房较大的患者，以及存在不可避免的摆位误差时是最具挑战性的技术。在这些情况下，需要采用额外的心脏屏蔽技术。

5.11 DCIS保乳治疗的预测工具

5.11.1 Van Nuys预后指数

南加州大学/Van Nuys预后指数（the University of Southern California/Van Nuys Prognostic Index，USC/VNPI）是一种算法，可量化5种可测量的预后因素，这些因素在预测DCIS保守治疗患者的局部复发中具有重要意义。这些因素包括肿瘤大小、边缘宽度、核等级、年龄和是否存在粉刺样坏死。该算法可以产生与预后密切相关的数值。最近更新的版本具有比原始版本更多的统计功效，允许通过个体评分而不是小组评分来进行子集分析。例如，USC / VNPI 预测得分为 4~6 分的患者和边缘宽度 ≥ 3 mm 的 7 分患者，单独手术切除后局部复发率在 12 年后低于 20%。手术联合放疗可以使评分为 7 分且边缘 <3 mm 的患者、评分为 8 分且边缘 ≥ 3 mm 的患者和评分为 9 分且边缘 ≥ 5 mm 的患者的 12 年后局部复发率低于 20%。对于评分为 8 分且边缘 <3 mm、评分为 9 分且边缘 <5 mm 和所有评分为 10~12 分的患者，建议进行全乳房切除术，预测 12 年后局部复发率低于 20%。Silverstein 等作为首个指出 DCIS 可能是一类疾病的研究者之一，表明任何"一体适用（one size fits all）"的治疗方法必然会使一部分患者过度治疗，这个观点值得称赞。由于在实现准确的肿瘤大小和准确的肿瘤边缘大小方面的技术限制，USC/VNPI 的临床应用有限。获得准确且可重复的数据需要专业的乳腺癌病理学技术支持，大多数中心都不具备这一条件[63]。

5.11.2 MSKCC 列线图

Van Zee 等在纪念斯隆·凯特林癌症中心（MSKCC）通过开发基于多变量 Cox 比例风险模型的列线图，试图对行 DCIS 保守治疗患者的同侧乳腺肿瘤复发（ipsilateral breast tumor recurrence，IBTR）进行个体化评估。1991—2006 年，研究纳入 1 868 例接受乳腺保留治疗的 DCIS 患者。该模型基于 1 681 例患者的完整数据信息，测定 10 项临床研究，评估在保乳手术 5 年和 10 年后的 IBTR 概率。该模型通过再抽样检验进行辨别和校准。

用于预测 5 年和 10 年后 IBTR 概率的 DCIS 列线图展示出合理的校准和辨别作用，其一致性指数为 0.704（自举校正，0.688），一致性概率估计值为 0.686。试图证实列线图的其他研究组已经通过多种方式演绎了这种一致性概率。模型中对 IBTR 风险影响最大的因素包括辅助放疗或内分泌治疗、年龄、边缘状态、切除次数和治疗时间。结论指出，该工具是决定 DCIS 治疗过程有用的辅助手段。列线图已被至少 4 个独立的研究组"验证"[64]。正确的是 4 个外部研究小组都得出了关于 C 指数得分的类似结论（得分范围 6.1~6.9 分），1 分为完美的一致性，0.5 分则为无任何一致性。大多数统计文本报告 C 指数的得分为 0.6~0.7 分。

MD 安德森癌症中心的研究小组是试图证实 MSKCC 列线图效用的机构之一 [65]。他们的研究目的是评估 DCIS 患者人群的列线图。他们通过回顾分析确定了 1990—2007 年在 MD 安德森癌症中心进行局部乳房切除的 794 例 DCIS 患者。通过临床病理因素和 MSKCC 预测 IBTR 的列线图来评估 734 例具有完整数据的患者。他们分析，在 MSKCC 和 MD 安德森癌症中心的队列之间，肿瘤分级、坏死的发病率、初始表现、最终的边缘和接受内分泌治疗方面存在显著差异。最大的区别是更多的患者在 MSKCC 队列中接受了放射治疗（MD 安德森癌症中心为 75%，MSKCC 为 49%；$P < 0.001$）。MD 安德森癌症中心队列的随访时间长于 MSKCC 队列（中位数为 7.1 年 *vs.* 5.6 年），MD 安德森癌症中心队列的复发率较低（7.9% *vs.* 11%），中位 5 年复发率为 5%，中位 10 年复发率为 7%。作者得出结论，用于预测 5 年和 10 年 IBTR 概率的 MSKCC 列线图校准和辨别并不完美，一致性指数为 0.63，而且仅根据临床参数预测复发是不够的，在提供基因组分析之前，列线图至少提供了一个有价值的工具。我们应该承认 Van Zee 等人的贡献。

5.11.3 全基因组分析和精准治疗时代

美国癌症分期联合委员会（American Joint Commission on Cancer, AJCC）分期系统的第 8 次修订于 2018 年 1 月 1 日生效，将为乳腺癌提供解剖学分期和预后分期。在新系统中唯一支持预后和预测信息的 1 级证据平台是 21 基因检测（Oncotype DX）。该分期系统根据患者疾病的生物学信息可以推荐治疗的个性化信息。该分期系统得到了多项严格的临床研究的支持，并证实了能够预测化疗获益的可能性，以及早期乳腺癌中癌症复发的可能性。21 基因检测适用于所有新诊断的早期（Ⅰ期、Ⅱ期或Ⅲa 期）伴有淋巴结阴性或淋巴结阳性（1~3 个），雌激素受体阳性（ER 阳性），HER2 阴性的乳腺癌患者。作为唯一被证明能够预测化疗获益的方法，21 基因检测被纳入全球所有主要癌症的指南中，且成为早期乳腺癌患者的标准方案之一，其前所未有的预后预测作用是基于 4 个大型独立国际试验中超过 50 000 例患者的临床信息。来自 SEER Registry、TAILORx、Clalit 和 West German Group 的 B 计划研究的阳性结果表明，21 基因检测准确预测了患者的预后，包括复发风险和乳腺癌生存率。这些研究表明，在未行化疗的情况下，仅使用激素疗法治疗的 21 基因检测低评分患者中有 99% 在 5 年后无复发[66]。

研究 DCIS 的学者从 21 基因检测中选择了 12 个基因，寻求创建和验证一种可以预测未行放疗患者随访 10 年的局部复发风险的检测方法。第一项研究是对 ECOG 5194 试验中存档的 DCIS 病例的分析。基于 ECOG 5194 研究中的 DCIS 组织，12 个基因检测被创建和验证。这类型的研究被标记为回顾性或前瞻性，可以提供关于原发性肿瘤的关键基因信息，预测复发风险。Solin 等报告了他们对 ECOG 5194 试验入组患者进行分析的结果，发现这 12 个基因检测分数确实可以量化 DCIS 的风险。分析结果如下，10.6%、26.7% 和 25.9% 分别是低风险、中风险和高风险组 10 年后发生同侧乳腺事件（ipsilateral breast event，IBE）的概率（$P=0.006$）；3.7%、12.3% 和 9.2% 分别为低风险、中风险和高风险组 10 年后发生浸润性 IBE 的概率（$P=0.003$）。该研究得出结论，70% DCIS 评分较低的患者发生 IBE 的风险显著低于 30% 的 DCIS 评分较高的患者[67,68]（图 5.3）。

第二项研究旨在验证 12 基因检测 DCIS 的复发评分，该研究是基于加拿大 Ontario 大型肿瘤库中的乳腺癌组织档案。目的是通过 1994—2003 年单独使用保乳手术（BCS）治疗的更多 DCIS 患者确认 ECOG 5194 研究的结果。使用 Cox 模型确定独立协变量之间的关系，无病生存 [风险比（hazard ratio，HR）/ 50 Cp units（U）] 和局部复发（LR），共收集 828 例患者的乳腺癌组织。

最终可评估患者数有 718 例，其中 571 例无浸润。中位随访时间为 9.6 年，其中 100 例在行单独保乳手术后发生局部复发（DCIS，$n=44$；浸润性，$n=57$）。在初步预先指定的分析中，DFS 与 ER 阳性患者任意的局部复发（DCIS 或浸润性）相关（HR=2.26；$P<0.001$），同时与所有患者相关，无关 ER 的状态（HR=2.15；$P<0.001$）。12 基因检测（DCIS 评分）可以提供超出临床和病理特征的局部复发风险的

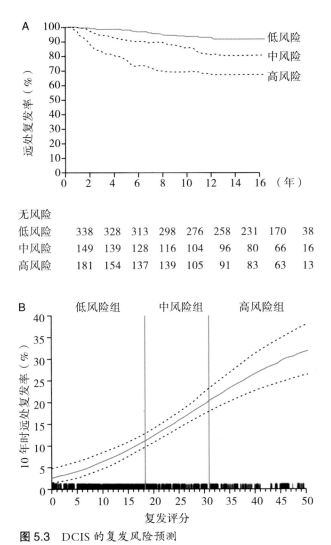

图 5.3 DCIS 的复发风险预测

独立信息，包括瘤体大小、年龄、分级、坏死、多灶性和亚型（调整后的 HR=1.68；P=0.02）。DCIS 与浸润性局部复发相关（HR=1.78；P=0.04）和 DCIS LR（HR=2.43；P=0.005）。

综上所述，12 基因检测评分可以独立预测和量化单独行保乳手术治疗的 DCIS 患者群体的个体化复发风险。最后，虽然根据不同人群的乳腺癌样本，由不同的外科医生在不同的国家接受不同的治疗方法，但是加拿大 Ontario 大型肿瘤库的数据和预测结果与 ECOG 研究非常接近[69]。

为了进一步验证 DCIS 12 基因检测的可靠性，全美 13 个中心于 2014 年 3 月至 2015 年 8 月招募单独行保乳手术治疗的 DCIS 患者，收集前瞻性数据，包括：临床病理因素，肿瘤医生对局部复发风险的评估，DCIS 评分结果，以及由外科医生和放射肿瘤学家为每例患者给出 12 基因检测前后的放疗建议。

患者完成了检测前和检测后的决策冲突量表和状态 – 特质焦虑清单工具。分析队列包括 127 例患者，中位年龄 60 岁，80% 处于绝经后状态。中位肿瘤大小为 8 mm（39% ≤ 5 mm），70% 为 1/2 级，88% 为 ER 阳性，75% 为 PR 阳性，54% 伴有粉刺样坏死，18% 为多灶性。与 ECOG 和加拿大 Ontario 大型肿瘤库的数据相似，66% 的患者的 DCIS 评分结果较低；20% 为中等的 DCIS 评分结果，14% 为较高的 DCIS 评分结果；中位数结果为 21 分（范围为 0~84 分）。

在行 12 基因检测前，外科医生和放射肿瘤学家分别建议对 70.9% 和 72.4% 的患者进行放疗。12 基因检测前后，26.4% 的总体建议发生了变化，其中外科医生和放射肿瘤学家的建议发生变化的概率分别为 30.7% 和 22.0%。在完成问卷的患者中（n=32），决策冲突（P=0.004）和焦虑状态（P=0.042）从检测前到检测后显著下降。研究者得出结论：对 DCIS 行 12 基因检测后，对患者个体化风险的评估可以为医生和患者提供有价值的信息。为了响应 DCIS 检测后的评分结果，外科医生比放射肿瘤学家可以更多地改变治疗建议[70]。

📑 5.12 结 论

继近 3/4 个世纪以前对 DCIS 的最初描述后，人们对其了解仍然很少。对 DCIS 与浸润性导管癌的不合理比较，对部分临床试验的误解，以及公众对该疾病的误解都导致部分 DCIS 患者存在过度治疗。DCIS 不一定会发展为浸润性导管癌。大多数 DCIS 病例要么不会发展为浸润性癌，要么以非常缓慢的速度入侵。目前，DCIS 仍有许多未解决的问题。在大多数患者中，DCIS 实际上不是一种疾病，而是与浸润性癌风险增加相关的病理学表现。可以合理地假设将来在空心针穿刺活检时发现的 DCIS 可能要行进一步的基因表达谱分析，并可能无法排除全部低风险的患者。但毫无疑问，基因检测在这种情况下对于风险的预测具有最高的应用前景，并且可以优化 DCIS 的治疗。

参考文献

[1] Marshall BJ. Unidentified curved bacillus on gastric epithelium in active chronic gastritis. Lancet, 1983,1(8336):1273–1275. doi: 10.1016/ S0140–6736 (83) 92719–8. PMID 6134060.

[2] Marshall BJ, Warren JR. Unidentified curved bacilli in the stomach patients with gastritis and peptic ulceration. Lancet, 1984, 1(8390):1311–1315. doi:10.1016/S0140–6736(84) 91816–6. PMID 6145023.

[3] Sørum R1, Hofvind S, Skaane P, et al. Trends in incidence of ductalcarcinoma in situ: the effect of a population-based screening programme,2010,19(6):499–505. doi: 10.1016/j. breast. 2010. 05. 014. Epub 2010 June 17.

[4] Jorgensen KJ, Gotzsche PC. Overdiagnosis in publicly organised mammography screening programmes: systematic review of incidence trends. BMJ, 2009,339:B2587.

[5] Kumar AS, Bhatia V, Henderson IC. Over diagnosis and over treatment of breast cancer: Rates of ductal carcinoma in situ: a US perspective. Breast Cancer Research, 2005,7(6):271–275.

[6] Page DL, Dupont WD, Rogers LW, et al. Intraductal carcinoma of the breast: follow-up after biopsy only. Cancer, 1982, 49:751–758.

[7] Betsill WL, Rosen PP, Lieberman PH, et al. Intraductal carcinoma: long-term follow-up after treatment by biopsy alone. JAMA,1978, 239:1863–1867.

[8] Rosen P, Snyder RE, Foote FW, et al. Detection of occult carcinoma in the apparently benign breast biopsy through specimen radiography. Cancer,1970,26:944–952.

[9] Eusebi V, Feudale E, Foschini MP, et al. Long-term follow-up of in situ carcinoma of the breast. Semin Diagn Pathol, 1994,11:223–235.

[10] Erbas B, Provenzano E, Armes J, et al. Breast Cancer Res Treat, 2006, 97:135. doi:10.1007/ s10549–005–9101–z.

[11] Nielsen M, Jensen J, Andersen J. Precancerous and cancerous breast lesions during lifetime and at autopsy. A study of 83 women. Cancer,1984, 54:612–615. doi:10. 1002/1097–0142 (1984) 54:4 < 612: AID– CNCR 2820540403 > 3.0. CO;2–B.

[12] Welch HG, Black WC. Using autopsy series to estimate the disease "reservoir" for ductal carcinoma in situ of the breast: how much more breast cancer can we find? Ann Intern Med,1997,127:1023–1028. doi:10.7326/0003–4819–127–11–199712010–0001.

[13] Van Zee KJ, Subhedar P, Olcese C, et al. Relationship between margin width and recurrence of ductal carcinoma in situ: analysis of 2996 women treated with breast conserving surgery for 30 years. Ann Surg, 2015, 262(4):623–631.

[14] Collins LC, Tamimi RM, Baer HJ, et al. Outcome of patients with ductal carcinoma in situ untreated after diagnostic biopsy: results from the Nurses' Health Study. Cancer, 2005,103:1778–1784.

[15] Birkett J. e diseases of the breast and eir treatment. London: Longman, 1850.

[16] Cornil AV. Contributions a l'histoire du developement histologique des tumeurs epithelial. J Anat Physiol,1865, 2:266–276.

[17] Ribbert H. Das Karzinom des Menschen. F. Bonn: Cohen, 1911.

[18] Ewing J. Neoplastic diseases. Philadelphia: Saunders, 1919.

[19] Masson P. Traite de Pathologie Medicale et de erapeutique Appliquee. Paris:A. Maloine, 1923.

[20] Cheatle GL, Cutler M. Tumours of the breast. Philadelphia: Lippincott,, 1931.

[21] Broders AC. Carcinoma in situ contrasted with benign penetrating epithelium. JAMA, 1932, 99:1670–1674.

[22] Foote FW, Stewart FW. Lobular carcinoma in situ. A rare form of mammary cance. Am J Path, 1932, 17:491–496.

[23] Stewart FW. Tumors of the Breast. Washington, DC:Armed Forces Institute of Pathology, 1950.

[24] Francis A, Thomas J, Fallowfield L, et al. Addressing overtreatment of screen detected DCIS; the LORIS trial. Eur J Cancer,2015, 51:2296–2303.

[25] Ernster VL, Barclay J. Increases in ductal carcinoma in situ (DCIS) of the breast in relation to mammography: a dilemma. J Natl Cancer Inst Monogr, 1997,22:151–156.

[26] Wellings SR, Jensen HM. On the origin and progression of ductal carcinoma in the human breast. J Natl Cancer Inst,1973, 50:1111–1118.

[27] Page DL, Dupont WD, Rogers LW, et al. Continued local recurrence of carcinoma 15–25 years after a diagnosis of low grade ductal carcinoma in situ of the breast treated only by

biopsy. Cancer, 1995,76:1197–1200.

[28] Dupont WD, Page DL. Risk factors for breast cancer in women with proliferative breast disease. N Engl J Med, 1985,312:146–151.

[29] Tavassoli FA. Ductal carcinoma in situ: introduction of the concept of ductal intraepithelial neoplasia. Mod Pathol,1998,11:140–154.

[30] McCaffery K, Nickel B, Moynihan R, et al. How different terminology for ductal carcinoma in situ impacts women's concern and treatment preferences: a randomised comparison within a national community survey. BMJ Open , 2015,5:e008094.

[31] Bartlett JM, Nofech-Moses S, Rakovitch E. Ductal carcinoma in situ of the breast: can biomarkers improve current management? Clin Chem, 2014,60:60–67.

[32] Thompson A, Brennan K, CoxA,et al. Evaluation of the current knowledge limitations in breast cancer research: a gap analysis. Breast Cancer Res, 2008, 10:R26.

[33] Leonard GD, Swain SM. Ductal carcinoma in situ, complexities and challenges. J Natl Cancer Inst,2004, 96:906–920.

[34] Aubele M, Mattis A, Zitzelsberger H, et al. Intratumoral heterogeneity in breast carcinoma revealed by laser-microdissection and comparative genomic hybridization. Cancer Genet Cytogenet, 1999, 110:94–102.

[35] Aubele M, Cummings M, Walsch A, et al. Heterogeneous chromosomal aberrations in intraductal breast lesions adjacent to invasive carcinoma. Anal Cell Pathol, 2000, 20: 17–24.

[36] Aubele M, Mattis A, Zitzelsberger H, et al. Extensive ductal carcinoma in situ with small foci of invasive ductal carcinoma: evidence of genetic resemblance by CGH. Int J Cancer,2000,85:82–86.

[37] Foschini MP, Morandi L, Leonardi E, et al. Genetic clonal mapping of in situ and invasive ductal carcinoma indicates the field cancerization phenomenon in the breast. Hum Pathol, 2013, 44:1310–1319.

[38] Luzzi V, Holtschlag V, Watson MA. Expression profiling of ductal carcinoma in situ by laser capture microdissection and high-density oligonucleotide arrays. Am J Pathol, 2001, 158:2005–2010.

[39] Reis-Filho JS, Lakhani SR. The diagnosis and management of preinvasive breast disease: genetic alterations in preinvasive lesions. Breast Cancer Res, 2003,5:313–319.

[40] Werner M, Mattis A, Aubele M, et al. 20q13.2 amplification in intraductal hyperplasia adjacent to in situ and invasive ductal carcinoma of the breast. Virchows Arch, 1999, 435:469–472.

[41] Westbury CB, Reis-Filho JS, Dexter T, et al. Genome-wide transcriptomic profiling of microdissected human breast tissue reveals differential expression of KIT (c-Kit, CD117) and oestrogen receptor-alpha (ERalpha) in response to therapeutic radiation. J Pathol, 2009,219:131–140.

[42] Ghazani AA, Arneson N, Warren K, et al. Genomic alterations in sporadic synchronous primary breast cancer using array and metaphase comparative genomic hybridization. Neoplasia,2007,9:511-520.

[43] Hernandez L, Wilkerson PM, Lambros MB, et al. Genomic and mutational profiling of ductal carcinomas in situ and matched adjacent invasive breast cancers reveals intra-tumour genetic heterogeneity and clonal selection. J Pathol,2012,227:42-52.

[44] Kim SY, Jung SH, Kim MS, et al. Genomic differences between pure ductal carcinoma in situ and synchronous ductal carcinoma in situ with invasive breast cancer. Oncotarget, 2015, 6:7597-7607.

[45] Kroigard AB, Larsen MJ, Laenkholm AV, et al. Clonal expansion and linear genome evolution through breast cancer progression from preinvasive stages to asynchronous metastasis. Oncotarget, 2015,6:5634-5649.

[46] Koboldt DC, Steinberg KM, Larson DE, et al. The next-generation sequencing revolution and its impact on genomics. Cell, 2013,155:27-38.

[47] Newburger DE, Kashef-Haghighi D, Weng Z, et al. Genome evolution during progression to breast cancer. Genome Res , 2013, 23:1097-1108.

[48] Yates LR, Gerstung M, Knappskog S, et al. Subclonal diversification of primary breast cancer revealed by multiregion sequencing. Nature Med, 2015, 21:751-759.

[49] Fujii H, Szumel R, Marsh C, et al. Genetic progression, histological grade, and allelic loss in ductal carcinoma in situ of the breast. Cancer Res,1996,56:5260-5265.

[50] Buerger H, Mommers EC, Littmann R, et al. Ductal invasive G2 and G3 carcinomasof the breast are the end stages of at least two different lines of genetic evolution. J Pathol, 2001, 194:165-170.

[51] Roylance R, Gorman P, Harris W, et al. Comparative genomic hybridization of breast tumors stratified by histological grade reveals new insights into the biological progression of breast cancer. Cancer Res, 1999,59:1433-1436.

[52] Simpson PT, Gale T, Reis-Filho JS,et al. Columnar cell lesions of the breast: the missing link in breast cancer progression? A morphological and molecular analysis. Am J Surg Pathol, 2005, 29:734-746.

[53] Shackney SE, Silverman JF. Molecular evolutionary patterns in breast cancer. Adv Anat Pathol, 2003,10:278-290.

[54] Buerger H, Otterbach F, Simon R, et al. Comparative genomic hybridization of ductal carcinoma in situ of the breast—evidence of multiple genetic pathways. J Pathol, 1999, 187:396-402.

[55] Johnson CE, Gorringe KL, Thompson ER, et al. Identification of copy number alterations associated with the progression of DCIS to invasive ductal carcinoma. Breast Cancer Res Treat, 2012,133:889-898.

[56] Fong J, Kurniawan ED, Rose AK, et al. Ann Surg Oncol,2011, 18: 3778. doi:10. 1245/

s10434-011-1748-6.

[57] Van Zee KJ, Subhedar P, Olcese C, et al. Relationship between margin width and recurrence of ductal carcinoma in situ: analysis of 2996 women treated with breast conserving surgery for 30 years. Ann Surg, 2015, 262(4):623-631.

[58] Rakovitch E, Nofech-Mozes S, Hanna W, et al. A population-based validation study of the DCIS score predicting recurrence risk in individuals treated by breast-conserving surgery alone. Breast Cancer Res Treat,2015, 152(2): 389-398.

[59] McCaffery K, Nickel B, Moynihan R, et al. How different terminology for ductal carcinoma in situ impacts women's concern and treatment preferences: a randomised comparison within a national community survey. BMJ Open, 2015, 5(11):e008094. doi: 10.1136/bmjopen-2015-008094.

[60] Wapnir IL, Dignam JJ, Fisher B, et al. Long-term outcomes of invasive ipsilateral breast tumor recurrences after lumpectomy in NSABP B-17 and B-24 randomized clinical trials for DCIS. J Natl Cancer Inst, 2011, 103(6): 478-488. doi:10.1093/jnci/djr027. Epub 2011 Mar 11.

[61] Darby SC, Ewertz M, McGale P, et al. N Engl J Med, 2013,368(11):987-998. doi:10.1056/NEJMoa1209825.

[62] Merino Lara TR, Fleury E, Mashouf S, et al. Measurement of mean cardiac dose for various breast irradiation techniques and corresponding risk of major cardiovascular event. Front Oncol,2014, 22(4):284. doi:10.3389/fonc.2014.00284.

[63] Silverstein MJ, Lagios MD. Choosing treatment for patients with ductal carcinoma in situ: fine tuning the University of Southern California/Van Nuys Prognostic Index. J Natl Cancer Inst Monogr, 2010,2010(41):193-196. doi:10.1093/jncimonographs/lgq040.

[64] Rudloff U, Jacks LM, Goldberg JI, et al. Nomogram for predicting the risk of local recurrence after breast-conserving surgery for ductal carcinoma in situ. J Clin Oncol, 2010, 28(23):3762-3769. doi:10.1200/JCO.2009.26.8847. Epub 2010 July 12.

[65] Yi M, Meric-Bernstam F, Kuerer HM, et al. Evaluation of a breast cancer nomogram for predicting risk of ipsilateral breast tumor recurrences in patients with ductal carcinoma in situ after local excision. Clin Oncol, 2012, 30(6):600-607. doi:10.1200/JCO.2011.36.4976. Epub 2012 Jan 17.

[66] Sparano JA, Gray RJ, Makower DF, et al. Prospective Validation of a 21-gene expression assay in breast cancer. N Eng J Med, 2015,373(21):2005-2014. doi: 10.1056/NEJMoa1510764. Epub 2015 Sept 27.

[67] Darby SC, Ewertz M, McGale P, et al. Risk of ischemic heart disease in women after radiotherapy for breast cancer. N Engl J Med,2013, 368:987-998 March 14, 2013. DOI: 10.1056/NEJMoa1209825.

[68] Solin LJ, Gray R, Hughes LL, et al. Surgical excision without radiation for ductal carcinoma in situ of the breast: 12-year results from the ECOG-ACRIN E5194 study. J

Clin Oncol, 2015,33:3938–3944.

[69] Rakovitch E, Nofech-Mozes S, Hanna W, et al. A population-based validation study of the DCIS Score predicting recurrence risk in individuals treated by breast-conserving surgery alone. Breast Cancer Res Treat, 2015, 152(2):389–398. doi:10.1007/s10549–015–3464–6.

[70] Manders JB1, Kuerer HM2, Smith BD2, et al. Study investigators and study participants. Clinical utility of the 12-gene DCIS score assay: impact on radiotherapy recommendations for patients with ductal carcinoma in situ. Ann Surg Oncol, 2017, 24(3):660–668. doi:10.1245/s10434–016–5583–7. Epub 2016 Oct 4.

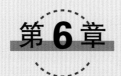

第 6 章

重新评估手术在Ⅳ期原发性乳腺癌中的作用

Seema Ahsan Khan and Elizabeth S. M. DesJardin

S. A. Khan (✉)
Robert H. Lurie Comprehensive Cancer Center, 301 East Superior Street,
Room 4-111, Chicago, IL 60611, USA
e-mail: s-khan2@northwestern.edu

E. S. M. DesJardin
Northwestern McGaw Medical Center, 250 East Superior, Suite 4-420,
Chicago, IL 60611, USA
e-mail: elizabeth.jardin@northwestern.edu

© Springer International Publishing AG 2018
W. J. Gradishar (ed.), *Optimizing Breast Cancer Management*, Cancer Treatment
and Research 173, https://doi.org/10.1007/978-3-319-70197-4_6

摘要： 近年来乳腺癌的治疗取得了很大进步，同时转移性乳腺癌治疗方案的不断更新也令人印象深刻。部分低风险转移性乳腺癌患者通过系统治疗可以获得长期生存。在伴发远处转移的乳腺癌患者中，乳腺的原发病灶通常被认为不值得进行特定的局部区域治疗。然而，美国约 6% 的Ⅳ期患者和乳腺癌筛查不足的区域中高达 20% 的乳腺癌患者在初始确诊时就发现伴发远处转移。回顾性研究表明，对原发肿瘤完整的乳腺癌患者针对原发病灶进行局部区域治疗是可以获益的。然而，这些回顾性分析的局限在于原发病灶接受局部治疗的都是年轻女性，并且生物学恶性程度一般，同时转移灶较小。目前两项已完成的随机临床试验结果相互矛盾，其他试验正在紧锣密鼓地进行中。本章我们将讨论这些研究的结果，并总结其对临床管理的影响。

关键词： Ⅳ期乳腺癌；局部治疗；局部手术治疗；转移性乳腺癌；生存

6.1 引　言

由于诊断技术的进步和系统治疗方案的不断完善，Ⅳ期乳腺癌已开始逐渐表现出类似于某些慢性病。当多种治疗模式结合时，一部分转移程度较低的乳腺癌患者可以实现长期生存[1,2]。在一些Ⅳ期乳腺癌患者中，转移癌可能引起临床症状，也可能与原发性癌灶同时被诊断出来。原发Ⅳ期乳腺癌患者占美国和西欧乳腺癌新发病例的 6%[3]，同时，时间趋势分析也显示出了生存的改善。2004 年法国的一项研究包括 724 例原发性转移性乳腺癌患者，发现如果在 1987—1993 年确诊，则有 27% 的患者可以存活 3 年；而如果在 1994—2000 年确诊，则有 44% 的患者可以存活 3 年[4]。最近一项基于美国国家癌症研究所 SEER（Surveillance, Epidemiology and End Results）数据库的研究显示出了相同的趋势[5]。从 1988—1991 年起，直至 2001—2007 年，危险比（HR）稳步降低，约为 0.81[95% CI（0.74，0.88）]。这种改善可能是多因素的，部分原因是影像学诊断的进步造成的领先时间偏倚（lead-time bias），也可能是因为治疗方案的进步改善了患者的生存。

转移性乳腺癌的主要治疗方法是全身系统治疗，包括化疗、内分泌治疗和靶向治疗[6]。由于领先时间偏倚的改善和有效治疗方案的增加，许多新发（de novo）转移性乳腺癌患者可以带着完整的原发癌灶长期生存。传统理论认为原发灶通过全身系统性治疗得到了管理，期望局部和全身反应同时起效，并且对原发灶继续保持持续药物治疗。近年来，对原发肿瘤的治疗有助于改善乳腺癌患者生存的观点开始逐渐流行起来[7]。虽然乳腺癌的局部进展对部分患者生活质量的影响存在客观的风险，但仍需要客观数据来记录局部治疗的获益，以及对生存的假定影响。

6.2 原发性乳腺癌的局部治疗参数

对于患者而言，切除乳腺癌原发灶具有直观的吸引力，并会给患者一种乳腺癌瘤体消失的切实感受。从更客观的角度来看，医生和患者都会试图避免晚期局部疾病引起的美容和生活质量问题，并都会对Ⅳ期乳腺癌原发肿瘤切除可能带来的生存优势感兴趣。对其他器官系统恶性肿瘤的检查也增加了人们对这个问题的了解。在回顾性研究中，转移性卵巢癌、胃癌、结直肠癌和肾细胞癌均显示出切除原发肿瘤的生存获益[8-11]，肾细胞癌是唯一一个在随机临床试验中被证实获益的癌症[12,13]。对于Ⅳ期卵巢癌，手术切除是目前的标准治疗方案[14]，目前认为全身系统性治疗能够更有效地穿透这种体积较小的癌症。

癌症干细胞（cancer stem cells，CSCs）和循环肿瘤细胞（circulating tumor cells，CTCs）的研究进展为切除乳腺癌原发灶提供了进一步的支持。目前认为这些细胞可以促进转移癌和原发灶之间的信号传导[15]。原发灶的 CSCs 可以更有效地在远处生长为转移性集落，从而促进乳腺癌进展[16,17]。据此，原发灶切除的基本原理是去除转移性 CTCs 的主要来源，预期减少新发转移部位，延长患者的生存期。

还有一些证据显示出原发性肝癌局部治疗的免疫相关获益。例如，在Ⅳ期乳腺癌小鼠模型中切除原发灶后，发现同时重建了小鼠的免疫活

性 [18]。但其他实验室模型指出切除原发灶可能会产生相反的效果。有一项研究通过接种肿瘤细胞产生两个肿瘤病灶，为了探究两个癌灶之间的相互作用，切除一个癌灶后，研究者在另一个癌灶观察到肿瘤增殖明显增加 [19]。有研究显示切除动物模型的异种移植瘤时转移灶的生长显著增加，该研究也观察到类似的结果 [20]。有研究显示，动物模型的完整原发癌灶可以释放血管生成抑制剂，这表明原发灶可能会抑制转移灶的发生和增殖 [21]，但截至目前，在人体试验中暂未观察到这种原发灶可能的转移抑制作用。

6.3 原发灶切除的回顾性分析

迄今为止，大约有 20 项回顾性研究分析了Ⅳ期乳腺癌与原发灶局部治疗相关的总体生存结果。共 27 000 例患者被纳入多个机构的人口数据库进行研究，其中 14 443 例患者进行了手术 [5,22-26]；另有 4 000 例患者来自欧洲、亚洲和美国的 13 个单中心机构，其中 1 670 例接受了手术 [27-40]。Petrelli 和 Barni 在一项关于原发灶局部治疗（主要是肿瘤切除）和生存关联性的荟萃分析中，使用了这些回顾性研究中的 15 项，发现两者之间存在保护性关联，HR 为 0.69（$P<0.000\ 01$；图 6.1，Petrelli 和 Barni）。值得注意的是，当对切缘状态、转移部位、肿瘤负荷、HR 和 HER2 状态、年龄和手术类型等特征进行分析时发现其与生存优势没有明显关联 [36]，同时回顾性分析发现腋窝管理更加难以评估。

Hartmann 等对 6 项回顾性研究进行了荟萃分析 [23,27,29,33,41,42]，其中包括有关腋窝手术的报道。结果显示，42% 的患者接受了手术，其中 69%（527 例患者）接受了腋窝手术 [43]。然而，即使是在这种情况下，腋窝手术与生存的关系仍不清楚，因为这些研究中只有极少数对此进行了针对性检查，并且未见腋窝手术的生存获益 [23,44]。

局部放疗（RT）联合手术切除对生存的影响目前仍不明确，因为很多研究没有对此进行明确描述，但至少有两项研究已经聚焦于放疗的应用问题。Le Scodan 等报道了 581 例在诊断乳腺癌时就发现转移的患者，其中 320 例接受局部治疗，261 例未接受局部治疗。在局部治疗组中，249 例患者仅接受了放疗；41 例患者接受手术后放疗；30 例患者仅接受了手术治疗。总体而言，单独接受放疗的患者与未接受放疗的患者相比有显著的生存优势（HR=0.7）[37]。British Columbia 的另一项研究包括 1996—2005 年诊断的共 733 例发现有转移的乳腺癌患者，对比了原发灶局部放疗的患者（n=378）与未行放疗的患者（n=355）的预后。结果显示：5 年总生存（OS）分别为 22% 和 14%（$P<0.001$）。本研究中局部放疗患者的构成为：手术患者占 67%，单独局部放疗患者占 22%，手术联合局部放疗患者占 11%。这 3 组患者的 5 年 OS 均高于无局部放疗组，但手术联合局部放疗组的 OS 最高，约为 32.5%[38]。这些研究结果表明，对转移性乳腺癌患者来说，原发灶一期手术切除可能和一期放疗的效果相当，但由于目前接受手术联合放疗的患者所占比例太小，无法得出有效结论。与其他研究一样，肿瘤体积较小、转移负荷较

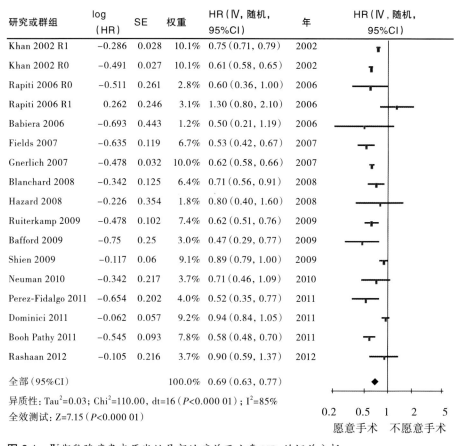

研究或群组	log (HR)	SE	权重	HR（Ⅳ，随机，95%CI）	年	HR（Ⅳ，随机，95%CI）
Khan 2002 R1	−0.286	0.028	10.1%	0.75（0.71, 0.79）	2002	
Khan 2002 R0	−0.491	0.027	10.1%	0.61（0.58, 0.65）	2002	
Rapiti 2006 R0	−0.511	0.261	2.8%	0.60（0.36, 1.00）	2006	
Rapiti 2006 R1	0.262	0.246	3.1%	1.30（0.80, 2.10）	2006	
Babiera 2006	−0.693	0.443	1.2%	0.50（0.21, 1.19）	2006	
Fields 2007	−0.635	0.119	6.7%	0.53（0.42, 0.67）	2007	
Gnerlich 2007	−0.478	0.032	10.0%	0.62（0.58, 0.66）	2007	
Blanchard 2008	−0.342	0.125	6.4%	0.71（0.56, 0.91）	2008	
Hazard 2008	−0.226	0.354	1.8%	0.80（0.40, 1.60）	2008	
Ruiterkamp 2009	−0.478	0.102	7.4%	0.62（0.51, 0.76）	2009	
Bafford 2009	−0.75	0.25	3.0%	0.47（0.29, 0.77）	2009	
Shien 2009	−0.117	0.06	9.1%	0.89（0.79, 1.00）	2009	
Neuman 2010	−0.342	0.217	3.7%	0.71（0.46, 1.09）	2010	
Perez-Fidalgo 2011	−0.654	0.202	4.0%	0.52（0.35, 0.77）	2011	
Dominici 2011	−0.062	0.057	9.2%	0.94（0.84, 1.05）	2011	
Booh Pathy 2011	−0.545	0.093	7.8%	0.58（0.48, 0.70）	2011	
Rashaan 2012	−0.105	0.216	3.7%	0.90（0.59, 1.37）	2012	
全部（95%CI）			100.0%	0.69（0.63, 0.77）		

异质性：Tau^2=0.03；Chi^2=110.00, dt=16（$P<0.000\ 01$）；I^2=85%
全效测试：Z=7.15（$P<0.000\ 01$）

0.2　0.5　1　2　5
愿意手术　不愿意手术

图 6.1 Ⅳ 期乳腺癌患者原发灶局部治疗总死亡率 HR 的汇总分析

低和激素受体阳性的患者更可能从局部放疗中获益。

虽然回顾性研究较少，但避免原发癌灶引起临床进展是手术切除原发灶的另一个潜在优势。一项针对 111 例新发的转移性乳腺癌患者或术后发现远处转移患者的胸壁进展情况和生存的单中心研究发现，与延迟手术或未采用手术治疗相比，原发灶的早期手术治疗可以使胸壁进展减少 86%。此外，如果对患者的胸壁进展进行持续控制，则患者的生存预后会有所改善（HR=0.42，$P<0.002$）[42]。British Columbia 的数据与之相似，接受任何形式局部区域治疗（LRT）患者的局部无进展生存率为 72%（72% vs. 46%；$P<0.001$）[38]。

6.4 回顾性研究的偏倚

虽然上述研究显示原发灶的局部治疗似乎对患者的生存有利，但必须考虑潜在偏倚对这些结果的影响。回顾性研究难以分析医生和患者的决策推动因素。尽管可以在逻辑回归模型中调整已知的偏倚来源，但是不能排除一些残余因素的影响。此外，未被承认的偏倚来源和难以量化的偏倚也无法纠正。可以获得较高医疗服务的患者[38,27]，以及年龄较小，合并症较少，非内脏疾病和肿瘤较小的患者更有可能接受手术治疗[40,33,34]。手术后诊断为Ⅳ期乳腺癌的病例也会增加偏倚。例如，一些患者最初认为患有Ⅰ期或Ⅱ期乳腺癌，但之后意外发现有许多阳性淋巴结，在这种情况下发现转移的患者通常比从开始即被诊断为Ⅳ期乳腺癌的患者具有更低的转移性癌的负担[40,41,26,44]。研究录入数据特别容易受到这种偏倚的影响，因为数据记录的阶段通常是在诊断和初始治疗后数月，此时通常已发现远处转移。在这些研究中，不可能确定这些偏倚对结果有何影响以及影响的程度，此时随机对照试验的重要性就凸显出来，接下来将开展此类研究。

6.5 随机对照试验

上述回顾性研究之后开展了 6 项随机对照试验，探究主要原发灶的局部治疗（primary site local therapy，PSLT）是否可以为远处转移的患者带来生存获益。在印度孟买 Tata Memorial 医院进行的一项随机试验已经报道了最终的研究结果[45]。Soran 等在土耳其进行的Ⅲ期试验最近已经结束，结果尚未公布，但已在 2016 年 ASCO 年会上进行了汇报，下文也将对此进行讨论。美国/加拿大的一项随机对照试验（E2108）已经初步结束，但尚未报告结果[49]。日本肿瘤组织（Japan Oncology Group，JCOG）的Ⅲ期 JCOG 1017 试验预计将于 2017 年底或 2018 年初结束[46]。其他两项试验已经结束，但没有达到预期收益，一项是荷兰的试验，结束时伴随着最低收益[47]，另一项是奥地利乳腺癌研究组织的试验（包括 POSYTIVE、ABSCG 28 和 NCT01015625），在纳入 93 例患者后关闭。尽管所有研究的目的都是回答类似的问题，但在手术时机和全身治疗方面的设计各不相同。有些患者需要在随机化之前开始全身治疗，而有些则需要在全身治疗前随机进行前期手术，详见表 6.1。

表 6.1　前瞻性随机试验探析Ⅳ期乳腺癌局部区域治疗的临床效果

临床试验	预计时间	预计目标人数（例）	随机分组前是否行全身系统治疗	进展状态	最终随机入组人数（例）
印度	2005—2012	350	是	已发表	350
土耳其	2008—2012	271	否	已发表	274
美国，加拿大	2011—2015	368	是	已停止	预计达到 268
日本	2011—2016	500	是	正在进行	预计达到 400
澳大利亚	2010—2019	254	否	正在进行	93

6.6 已完成的临床试验

6.6.1 印度试验（NCT00193778）

Badwe 等是第一个发表最终研究结果的团队。孟买 Tata Memorial 癌症研究所的这项单中心随机试验于 2005 年开始招募病例[45]。为了保证随机化试验的质量，患者首先必须对全身系统治疗有反应，全身系统治疗主要指 6 个周期的蒽环类化疗，其中约 5% 的患者加用了缬氨酸。在最初的 716 例患者中，440 例患者对化疗有反应。值得注意的是，716 例中有 25 例在治疗前有可手术切除的癌灶，有 90 例患者因各种原因最终未被纳入，最终共有 350 例符合随机分组要求的患者入组。他们被随机分为继续接受全身系统治疗，或接受原发部位局部治疗组（伴或不伴局部放疗的手术切除）。对于保留乳房和行乳房切除术的患者来说，放疗算法的制订类似于非转移乳腺癌患者。OS 是该试验的主要检测指标，而次要结果包括局部无进展生存期（PFS）、远期 PFS 和与健康相关的生活质量。

在行诱导性全身系统治疗后，可以完全随机化分组的 350 例患者中有 177 例接受继续全身系统治疗，173 例患者在继续全身治疗前须接受原发部位局部治疗，同时保证两组的基线特征基本一致。经过 23 个月的中位随访期，发现有 235 例死亡，两组的死亡率无明显差异，OS 无差异，如图 6.2 所示 [HR =1.04，95% CI（0.80，1.34）]，亚组分析（绝经状态，骨骼相关疾病，转移部位数，HR 和 HER2 的状态）也是如此。手术组具有相对较好的局部 PFS，如图 6.3 所示（HR=0.16，P=0.001），但在全身治疗组中发现更好的远端 PFS（HR=1.42，P=0.012）。

值得注意的是，虽然最近的试验显示，在可获得标准治疗资源的国家，乳腺癌患者的中位 OS 为 40~49 个月 [48,49]，但印度试验中患者的中位 OS 仅为 19 个月 [45]。此外，在 Tata Memorial 试验中，只有约 25% 的患者有 3 个或更少的转移性病变，并且不足 1/3 的患者仅发现骨转移，这进一步说明了该疾病具有高度进展的特点。此外，在 90 例 HER2 阳性乳腺癌患者中，只有 8 例应用曲妥珠单抗作为全身治疗的药物之一。

6.6.2 土耳其试验（NCT00557986）

与上述 Tata Memorial 试验和下文描述的美国 / 加拿大试验不同，土耳其联邦试验（Protocol MF07-01）将新发Ⅳ期乳腺癌患者随机分为原发灶局部治疗组和仅行全身治疗组 [50]。虽然该试验的结果尚未公布，但初步结果已在 2016 年美国临床肿瘤学会（ASCO）年会上展示 [51]。

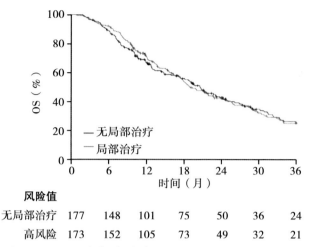

风险值

无局部治疗	177	148	101	75	50	36	24
高风险	173	152	105	73	49	32	21

图 6.2 OS 的 Kaplan-Meier 分析曲线（http://www. thelancet. com/ oncology. Published online September 10, 2015. http://dx.doi.org/10.1016/S1470−2045(15)00135−7）

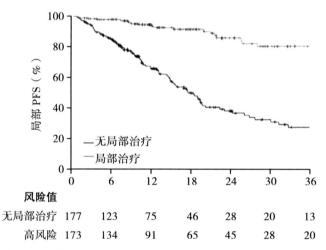

风险值

无局部治疗	177	123	75	46	28	20	13
高风险	173	134	91	65	45	28	20

图 6.3 患者接受或未接受原发癌灶局部治疗的局部进展（http://www. thelancet. com/oncology. Published online September 10, 2015. http://dx.doi.org/10.1016/S1470− 2045(15)00135−7）

在最初招募的 312 例患者中，最终有 274 例可进行有效评估，计算样本量达到了 90％的效力。本研究中纳入的女性均为新发Ⅳ期乳腺癌，并且可手术切除原发灶。随机分配到原发灶局部治疗组（*n*=138）的患者接受手术（术前有或无放疗），然后开始全身治疗。根据肿瘤范围、患者的意愿和医生的偏好，选择进行乳房切除术或乳房保留手术，并且对所有未转移患者进行腋窝手术。对具有阳性前哨淋巴结或细针穿刺活检证实阳性淋巴结的患者进行腋窝清除术。所有切除都须保证切缘干净。最后，约 75% 的患者进行了乳房切除术，92% 的患者进行了腋窝淋巴结清扫术。所有乳房保留患者均接受全乳放疗，而乳房切除术后的放疗则需要根据疾病的进展程度和医生的临床经验来确定。随机接受全身治疗组（ n=136）的患者如果需要姑息治疗可以随后接受局部治疗。两组的化疗均以蒽环类为基础，方案基本相似。所有 HR 阳性乳腺癌患者均接受内分泌治疗，所有 HER2/neu 阳性患者均接受曲妥珠单抗治疗。每组中约有 30% 的肿瘤为 HER2 阳性，但原发灶局部治疗组（86%）的 ER 阳性肿瘤多于全身治疗组（73%）。远处转移部位应该选择手术还是放疗由医生和患者商议后确定，全身治疗组的远处转移率（35%）比原发灶局部治疗组（25%）略高。

主要研究目标是 OS，次要目标是发病率、局部区域进展或复发和生活质量；主要研究终点是 3 年生存期。结果显示两组的 OS 没有显著差异：HR 为 0.76 [95% CI（0.49,1.16）]，P=0.2。ASCO 2016 提供了更长时间的随访数据，显示全身治疗组的 5 年 OS 为 41.6%，显著高于手术组的 24.4%，HR 为 0.66 [95% CI（0.49,0.88）]，P=0.005[51]。这意味着手术组 46 个月的中位生存期比全身治疗组的 37 个月延长了 9 个月。

在研究计划外的亚组分析中，年龄 <55 岁，HR 阳性和（或）HER2 阴性乳腺癌，以及孤立性骨病变的患者（未进行活检确认为转移性癌）中观察到原发灶区域治疗具有显著的统计学生存获益。在接受全身治疗组中，多发肺或肝转移患者的情况似乎有所好转。值得注意的是，对于多发肺或肝转移的患者，只能得到 3 年的生存数据，因为这些患者中大多数会在 5 年内死亡。手术组的局部进展或复发率为 1%（n=2），全身治疗组为 11%（n=15；P=0.001）。对患者生活质量的分析还在进行中。

6.6.3 奥地利试验（NCT01015625）

奥地利乳腺癌和结直肠癌研究小组启动了一项试验（POSY-TIVE），初步计划将患者随机化分组为原发灶局部治疗组与全身系统治疗组[45]，之后修改了试验设计，允许已经开始全身治疗的患者也可以随机化分组。局部治疗组的患者接受原发灶切除术和腋窝清理后（伴或不伴放疗），开始或持续进行全身系统治疗。如果需要，全身治疗组的患者可以在稍后进行姑息性手术干预。研究者对关键因素进行了随机化分层。研究主要终点是 OS，次要终点为局部和远处进展的时间。该试验在缓慢入组 93 例患者后关闭，其结果在 2017 年的 ASCO 年会上进行了报道，每组为 45 例患者[52]。两组的研究基线，包括年龄、绝经状态、肿瘤大小和内在亚型，仅有骨转移或多个内脏伴或不伴骨转移的状态，以及全身治疗方案基本一致。整个研究人群或特定亚组分析的 OS [HR=0.69，95 % CI（0.36，1.33）] 没有差异。同时，尽管手术组在术后早期报告了更多临床症状，但这些症状随着时间的推移而均衡。生存的主要决定因素是基线身体功能评分，年龄 <60 岁女性的生存期高于 60 岁以上的女性。

6.7 正在进行的临床试验

6.7.1 美国 / 加拿大试验（NCT01242800）

美国 / 加拿大的随机临床试验（E2108）于 2002 年首次提出，并于 2011 年由东部肿瘤协作组（NCT01242800）开始招募患者[53]。最初的预期目标是入组 880 例患者，但由于前两年招募缓慢而降至 368 例，于 2015 年 7 月停止招募，共入组 383 例患者。试验设计需要对所有新诊断的Ⅳ期乳腺癌患者进行初始的全身治疗，并在治疗 4~8 个月后对全身治疗有稳定反应或间断反应的患者进行随机化分组。最初的全身治疗根据 NCCN 或类似指南，基于肿瘤标志物和患者因素，如绝经状态和转移部位，一般包括内分泌治疗、化疗或抗 HER2 治疗[54]。原发灶局部区域治疗组接受手术和放射治疗。研究的主要目标是 3 年的 OS，并于 2013 年进行了重新设计，增加了检测组间 19% 的差异的能力，更有利于研究原发灶局部区域治疗组。次要结果包括局部 PFS 和生活质量。由于该研究将为探索特定科学假设的生物标志物研究提供良好的背景，因此保存了临床组织和血液样本，以便未来进行相关的研究。

6.7.2 日本试验

与美国 / 加拿大以及印度的临床试验一样，日本的试验仅对那些在初始全身治疗后至少表现出稳定反应的患者进行随机分组[46]。由日本肿瘤协作组（JCOG 1017）发起的这项试验于 2011 年 6 月开始实施，预计于 2017 年结束。试验设计也是首先进行全身治疗，将治疗期无进展的患者随机进行分组。原发灶局部区域治疗包括仅在未行腋窝手术的情况下切除原发肿瘤，放射治疗仅用于特定适应证。OS 是该试验的主要终点，次要终点包括远处进展，不受控制的局部疾病发生率，以及化疗或手术引起的并发症。根据 2012 年发布的试验计划，预计入组 410 例随机化患者。

6.8 前瞻性注册研究

美国已完成一项前瞻性注册研究，分析了由乳腺癌转化研究小组（TBCRC013）进行的新发Ⅳ期乳腺癌患者手术切除的使用情况及其潜在的作用[49]。试验目的是记录Ⅳ期乳腺癌患者局部和远处转移的进展，原发灶局部区域治疗对患者疾病进展和生存的影响，姑息性完整原发灶手术切除率，以及对生活质量的影响。为了符合条件，患者必须在初次手术之前或之后 3 个月内被诊断有转移性癌灶。2009—2012 年累计来自 14 个机构的 127 例此类患者入组。队列 A 包括同时诊断为原发性和转移性乳腺癌的患者，因此原发性肿瘤在登记时完整无损（n=112），而队列 B 由在原发灶手术后 3 个月内发现转移的患者组成（n=15）。

队列 A 中的患者接受一线全身治疗并评估其反应。有远处转移的患者或对全身治疗有稳定反应的患者可以考虑原发灶选择性手术切除。队列 B 中的患者在诊断转移性癌之前已经接受了原发灶切除术，并且在医生和治疗机构的标准指导下接受了全身治疗。

在这项观察性研究中，85% 的 A 组患者对诱导性全身治疗有反应。在全身治疗应答者中，随访中位数为 54 个月，3 年总生存率为 78%，而无应答者为 24%（P=0.001）。然而，全身治疗应答者的原发灶局部区域治疗没有明显获益（P=0.85），且与肿瘤亚型无关。接受手术与未接受手术的患者相比，PFS 同样没有显著差异，中位进展时间为 12 个月 *vs.* 13 个月。除了上述结果外，21 基因复发评分（recurrence score，RS）对转移性乳腺癌的预后价值还在初步分析中 [55]。研究发现高 RS 是 2 年 OS 的独立预后因素（HR= 1.83，*P*=0.013）。此外，与接受化疗作为初始治疗方案的患者相比，早期接受内分泌治疗的高 RS 患者的 2 年生存率较低。

◼ 6.9 结　论

全身治疗一直是Ⅳ期乳腺癌的基础疗法，原发灶局部治疗对改善预后的潜在作用仍然存在争议。回顾性研究通常支持原发灶局部治疗的生存优势，但容易产生显著偏差，并且不能自行验证试验中的各种变化。印度的 Badwe 等的第一项随机对照试验没有发现原发灶局部治疗对生存的有利影响，但确实表现出可以更好地控制局部疾病 [45]。值得注意的是，这些研究中纳入的都是晚期乳腺癌患者，并且大多数患者在诊断时就被认为是无法手术切除的。POSYTIVE 试验的结果也未显示出原发灶局部治疗对原发肿瘤的益处，但该研究的规模较小，有明显的局限性 [52]。来自 TBCRC 的前瞻性登记研究显示，接受原发灶局部治疗的患者无明显的生存优势，并且研究的样本量也很小 [49]；同时，对该患者群体进行现代的标准化治疗可以获得更高的生存率。研究也显示对全身治疗反应性的重要性得到凸显，并再次指出非反应性肿瘤会很快致命，因此原发灶局部治疗对非反应性肿瘤组患者来说可能不会带来任何获益，反而会增加就医时间、潜在的手术并发症和医疗成本。

土耳其联邦试验（MF07-0）结果显示患者的生存在 3 年的随访时间内没有显著改善，但原发灶局部治疗组在 5 年的随访时间内具有显著的生存优势，HR 为 0.67[51]。这种明显的后期优势令人惊讶，当然，组间的不平衡会令人产生疑虑，后续公布的结果可能会揭示这些问题。原发肿瘤切除的假定效应（即减少新转移部位的可能来源）可能需要时间来验证。北美和日本（E2108 和 JCOG1017）正在进行的随机对照试验将试图解释这些不一致的结果。

尽管不同研究的 OS 存在相互矛盾的结果，但现有数据普遍认为接受原发灶局部治疗的患者局部进展较少；此外，行姑息性手术患者的局部进展也相对较少（TBCRC 试验为 4.5%，Tata Memorial 试验为 10%）。

因此，即使完成了 2 项达到预期目标的随机对照试验，1 项未达到预期入组额的随机临床试验，以及 1 项前瞻性观察研究，但围绕如何权衡Ⅳ期乳腺癌患者原发灶局部治疗的问题仍然存在。目前看来，如果所有远处转移部位都得到良好控制，那么考虑对原发肿瘤进行局部治疗似乎合乎逻辑，但若原发灶仍在进展，即使尚未出现临床症状也应避免原发肿瘤局部治疗。所有远端转移部位对全身治疗有完全反应的患者将被归类为Ⅳ期，因为在手术切除原发肿瘤时没有可评估的疾病，这些患者可能会有明显的长期生存获益[48]。如果计划进行局部切除术，那么在存在转移性癌的情况下是保留乳腺还是切除乳腺的决定应该与非转移性癌的原则大致相同。例如在非转移性环境中，即使行乳房切除术患者也没有生存优势，那么在解剖学可行的情况下应该鼓励保留乳腺。至于放射治疗在这种情况下的使用价值目前仍然不确定。总体而言，现有证据尚不足以支持对原发肿瘤放疗可治疗新发转移性乳腺癌。然而，可以根据具体情况考虑手术后，特别是广泛的原发灶或切缘不干净而有局部快速复发的高风险时对患者行放射治疗，回顾性研究数据显示这种方法的效果与手术切除相当，因此在选定的患者中也可考虑进行局部放疗。

参考文献

[1] Hortobagyi GN. Can we cure limited metastatic breast cancer? J Clin Oncol, 2002, 20:620–623.

[2] Nieto Y, Nawaz S, Jones RB, et al. Prognostic model for relapse after highdose chemotherapy with autologous stem-cell transplantation for stage IV oligometastatic breast cancer. J Clin Oncol, 2002,20:707–718.

[3] Siegel R, Naishadham D, J emal A. Cancer statistics, 2013. CA Cancer J Clin,2013, 63:11–30.

[4] Andre F, Slimane K, Bachelot T,et al. Breast cancer with synchronous metastases: trends in survival during a 14–year period. J Clin Oncol, 2004,22:3302–3308.

[5] Thomas A, Khan SA, Chrischilles EA, et al. Initial surgery and survival in stage IV breast cancer in the United States, 1988–2011. JAMA Surg, 2016,151:424–431.

[6] Gradishar WJ, Anderson BO, Balassanian R, et al. Breast cancer version 2.2015.JNatl

Compr Canc Netw,2015, 13:448–475.

[7] Khan SA. Does resection of an intact breast primary improve survival in metastatic breast cancer? Oncology (Williston Park), 2007,21:924–931.

[8] Bristow RE, Tomacruz RS, Armstrong DK, et al. Survival effect of maximal cytoreductive surgery for advanced ovarian carcinoma during the platinum era: a metaanalysis. J Clin Oncol,2002, 20:1248–1259.

[9] Samarasam I, Chandran BS, Sitaram V, et al. Palliative gastrectomy in advanced gastric cancer: is it worthwhile? ANZ J Surg,2006,76:60–63.

[10] Lim S, Muhs BE, Marcus SG, et al. Results following resection for stage IV gastric cancer; are better outcomes observed in selected patient subgroups? J Surg Oncol, 2007,95:118–122.

[11] Ruo L, Gougoutas C, Paty PB, et al. Elective bowel resection for incurable stage IV colorectal cancer: prognostic variables for asymptomatic patients. J Am Coll Surg,2003, 196:722–728.

[12] Flanigan RC, Salmon SE, Blumenstein BA, et al. Nephrectomy followed by interferon alfa-2b compared with interferon alfa-2b alone for metastatic renal-cell cancer. N Engl J Med,2001, 345:1655–1659.

[13] Mickisch GH, Garin A, van PH, et al. Radical nephrectomy plus interferon-alfa-based immunotherapy compared with interferon alfa alone in metastatic renalcell carcinoma: a randomised trial. Lancet,2001,358:966–970.

[14] Chang SJ, Hodeib M, Chang J, et al. Survival impact of complete cytoreduction to no gross residual disease for advanced-stage ovarian cancer: a meta-analysis. Gynecol Oncol, 2013,130:493–498.

[15] Comen EA. Tracking the seed and tending the soil: evolving concepts in metastatic breast cancer. Discov Med,2012, 14:97–104.

[16] Norton L, Massague J. Is cancer a disease of self-seeding? Nat Med, 2006, 12:875–878.

[17] Karnoub AE, Dash AB, Vo AP, et al. Mesenchymal stem cells within tumour stroma promote breast cancer metastasis. Nature, 2007, 449:557–563.

[18] Danna EA, Sinha P, Gilbert M, et al. Surgical removal of primary tumor reverses tumor-induced immunosuppression despite the presence of metastatic disease. Cancer Res, 2004,64:2205–2211.

[19] Gunduz N, Fisher B, Saffer EA. Effect of surgical removal on the growth and kinetics of residual tumor. Cancer Res , 1979.39:3861–3865.

[20] Fisher B, Gunduz N, Coyle J, et al. Presence of a growth-stimulating factor in serum following primary tumor removal in mice. Cancer Res,1989,49:1996–2001.

[21] Perletti G, Concari P, Giardini R, et al. Antitumor activity of endostatin against carcinogen-induced rat primary mammary tumors. Cancer Res,2000,60:1793–1796.

[22] Khan SA, Stewart AK, Morrow M. Does aggressive local therapy improve survival in metastatic breast cancer? Surgery , 2002,132:620–626.

[23] Rapiti E, Verkooijen HM, Vlastos G, et al. Complete excision of primary breast tumor improves survival of patients with metastatic breast cancer at diagnosis. J Clin Oncol, 2006, 24:2743–2749.

[24] Gnerlich JJ, D.B., A.D. D, et al. Surgical removal of the primary tumor increases overall survival in patients with metastatic breast cancer: analysis of the 1988–2003 SEER data. Ann Surg Oncol, 2007,14(8):2187–2194.

[25] Ruiterkamp J, Ernst MF, LV vdP-F, et al. Surgical resection of the primary tumour is associated with improved survival in patients with distant metastatic breast cancer at diagnosis. Eur J Surg Oncol, 2009, 35(11):1146–1151. doi:10.1016/j.ejso.2009.03.012.

[26] Dominici L, Najita J, Hughes M, et al. Surgery of the primary tumor does not improve survival in stage IV breast cancer. Breast Cancer Res Treat, 2011,129:459–465.

[27] Babiera GV, Rao R, Feng L, et al. Effect of primary tumor extirpation in breast cancer patients who present with stage IV disease and an intact primary tumor. Ann Surg Oncol, 2006,13:776–782.

[28] Rao R, Feng L, Kuerer HM,et al. Timing of surgical intervention for the intact primary in stage IV breast cancer patients. Ann Surg Oncol,2008,15:1696–1702.

[29] Neuman HB, Morrogh M, Gonen M, et al. Stage Ⅳ breast cancer in the era of targeted therapy: does surgery of the primary tumor matter? Cancer , 2010,116:1226–1233.

[30] Barkley CR, Bafford AC, Burstein HJ, et al. Breast surgery for women presenting with stage IV breast cancer. In: Breast cancer research and treatment SABCS 2007.

[31] Blanchard DK, Shetty PB, Hilsenbeck SG, et al. Association of surgery with improved survival in stage IV breast cancer patients. Ann Surg, 2008, 247:732–738.

[32] Hazard HW, Gorla SR, Kim J, et al. Surgical resection of the primary tumor in stage IV breast cancer and survival. Surg Oncol, 2007, 14:1–128.

[33] Fields RC, Jeffe DB, Trinkaus K, et al. Surgical resection of the primary tumor is associated with increased long-term survival in patients with stage IV breast cancer after controlling for site of metastasis. Ann Surg Oncol,2007,14(12):3345–3351.

[34] Leung AM, Vu HN, Nguyen KA, et al. Effects of surgical excision on survival of patients with stage IV breast cancer. J Surg Res,2010,161:83–88.

[35] Shien T, Kinoshita T, Shimizu C, et al. Primary tumor resection improves the survival of younger patients with metastatic breast cancer. Oncol Rep,2009,21:827–832.

[36] Pathy NB, Verkooijen HM, Taib NA, et al. Impact of breast surgery on survival in women presenting with metastatic breast cancer. Br J Surg, 2011, 98:1566–1572.

[37] Le Scodan R, Stevens D, Brain E, et al. Breast cancer with synchronous metastases: survival impact of exclusive locoregional radiotherapy. J Clin Oncol, 2009, 27:1375–1381.

[38] Nguyen DH, Truong PT, Alexander C, et al. Can locoregional treatment of the primary tumor improve outcomes for women with stage IV breast cancer at diagnosis? Int J Radiat Oncol Biol Phys, 2012, 84:39–45.

[39] Perez-Fidalgo JA, Pimentel P, Caballero A, et al. Removal of primary tumor improves survival in metastatic breast cancer. Does timing of surgery influence outcomes? Breast, 2011,20:548–554.

[40] Cady B, Nathan NR, Michaelson JS, et al. Matched pair analyses of stage IV breast cancer with or without resection of primary breast site. Ann Surg Oncol, 2008, 15:3384–3395.

[41] Ruiterkamp J, Voogd AC, Bosscha K, et al. Presence of symptoms and timing of surgery do not affect the prognosis of patients with primary metastatic breast cancer. Eur J Surg

Oncol,2011, 37:883–889.

[42] Hazard HW, Gorla SR, Scholtens D, et al. Surgical resection of the primary tumor, chest wall control, and survival in women with metastatic breast cancer. Cancer 15,2008, 113 (8): 2011–2019. doi:10.1002/cncr.23870

[43] Hartmann S, Reimer T, Gerber B, et al. Primary metastatic breast cancer: the impact of locoregional therapy. Breast Care (Basel),2014, 9:23–28.

[44] Ruiterkamp J, Voogd AC, Bosscha K, et al. Presence of symptoms and timing of surgery do not affect the prognosis of patients with primary metastatic breast cancer. Eur J Surg Oncol, 2011, 37:883–889.

[45] Badwe R, Hawaldar R, Nair N, et al. Locoregional treatment versus no treatment of the primary tumour in metastatic breast cancer: an open-label randomised controlled trial. Lancet Oncol, 2015,16:1380–1388.

[46] Shien T, Nakamura K, Shibata T, et al. A randomized controlled trial comparing primary tumour resection plus systemic therapy with systemic therapy alone in metastatic breast cancer (PRIM–BC): Japan Clinical Oncology Group Study JCOG1017. Jpn J Clin Oncol,2012, 42:970–973.

[47] Ruiterkamp J, Voogd AC, Tjan-Heijnen VC, et al. SUBMIT: systemic therapy with or without up front surgery of the primary tumor in breast cancer patients with distant metastases at initial presentation. BMC Surg,2012, 12:5.

[48] Cardoso F, Costa A, Norton L, et al. ESO-ESMO 2nd international consensus guidelines for advanced breast cancer (ABC2). Breast,2014, 23:489–502.

[49] King TA LJ, Gonen M, et al. A prospective analysis of surgery and survival in stageIV breast cancer. In J Clin Oncol; ASCO annual conference, 2016. Annual Meeting June 4, 2016: Abstract 1006.

[50] Soran A, Ozbas S, Kelsey SF, et al. Randomized trial comparing locoregional resection of primary tumor with no surgery in stage IV breast cancer at the presentation (Protocol MF07–01): a study of Turkish Federation of the National Societies for Breast Diseases. Breast J, 2009, 15:399–403.

[51] Soran A OV, Ozbas S, et al. A randomized controlled trial evaluating resection of the primary breast tumor in women presenting with de novo stage IV breast cancer. J Clin Oncol; 34 ASCO 2016. Annual Meeting June 4, 2016: Abstract 176

[52] Fitzal FGM, Steger G, Singer CF, et al. Primary operation in synchronous metastasized breast cancer patients: first oncologic outcomes of the prospective randomized phase Ⅲ ABCSG28 POSYTIVE trial. In: ASCO Chicago 2017. Annual Meeting June 3, 2017: Abstract 1074.

[53] Perez CB, Khan SA. Local therapy for the primary breast tumor in women with metastatic disease. Clin Adv Hematol Oncol, 2011, 9:112–119.

[54] Theriault RL, Carlson RW, Allred C, et al. Breast cancer, version 3.2013: featured updates to the NCCN guidelines. J Natl Compr Canc Netw, 2013, 11:753–760; quiz 761.

[55] King TA, Lyman JP, Gonen M, et al. Prognostic impact of 21–gene recurrence score in patients with stage IV breast cancer: TBCRC 013. J Clin Oncol,2016, 34:2359–2365.

第 7 章

乳腺癌个体化治疗策略——放射治疗

Meena S. Moran

M. S. Moran (✉)
Therapeutic Radiology, Yale Radiation Therapy Program,
Yale University School of Medicine, New Haven, USA
e-mail: meena.moran@yale.edu

© Springer International Publishing AG 2018
W. J. Gradishar (ed.), *Optimizing Breast Cancer Management*, Cancer Treatment
and Research 173, https://doi.org/10.1007/978-3-319-70197-4_7

摘要：随着放射治疗技术的显著进步，目前允许更加个性化的放疗方案，一般结合患者的临床特征（例如肿瘤的位置和解剖结构），以及在保留乳房或乳房切除术后更精确地放疗施照。放射治疗与全身治疗及手术治疗的共同进步对乳腺癌原发灶的局部管理和预后产生了直接影响，目前局部复发已很少发生。放射治疗领域的最新进展主要是对各种三维放疗施照技术有针对性地选择患者，以及取代传统的切向辐射。已证明这些进展减少了放射治疗的急性或长期毒性，使周围正常组织结构（例如心脏和肺）的剂量最小化，并最终提高了放射治疗的概率。本章讨论了最近的放射治疗创新成果和如何选择合适的患者，并为乳腺癌患者提供了更加个性化的放射治疗方案。

关键词：乳腺癌；放射治疗；深度吸气屏气技术；保乳治疗；区域淋巴结放射

7.1 引　言

保乳治疗（breast conservation therapy，BCT）仍然是 20 多年前数项试验建立的早期乳腺癌全乳切除术的标准替代方案[1-5]。随着乳腺癌筛查、手术、病理诊断、全身治疗方案，以及分子分型等多方面的进展，促使人们可以在早期检测到乳腺癌，使患者处于更有利的阶段[6]，以及获得更好的预后[1,2,4,6]。目前通常使用乳腺癌分子分型和基因检测来评估个体复发风险，这有助于确定哪些患者可以采用个体化治疗并获益[7,8]。全身系统治疗药物包括各种新的内分泌受体调节剂，针对HER2 的其他靶向药物，以及蒽环类和紫杉烷的开发和广泛使用，可以相对有效地控制远处转移复发，改善预后，进一步减少无意中导致的局部区域复发（local-regional relapse，LRR），超出了放射治疗的效果[9]。目前的放射施照技术允许在结合患者的临床特征（例如肿瘤的位置和患者的解剖结构）及保乳治疗或乳房切除的情况下更加个性化地制订放射治疗方案。与早期保乳治疗和乳房切除术后放射治疗（post-mastectomy radiation therapy，PMRT）采用的传统切向辐射不同，随着技术的进步，现代的放射治疗通常采用三维技术，可以根据肿瘤体积确定全部放射剂量，显著降低了急性和长期皮肤毒性，并减少了对周围重要正常组织（如心脏、肺和对侧乳房）的暴露和毒性。放射技术的进步结合全身治疗的进展可以帮助医生和患者更好地控制局部区域，从而使原发灶局部治疗后局部复发率极大降低。放射技术的持续进步减少了急性或长期毒性，也改善了放射治疗的概率。因此，辅助放疗在乳腺癌治疗中的作用正在飞速发展。对局部区域复发和远处转移患者的风险与收益比进行更好的分层可使低风险的亚组患者减少甚至免行传统放疗，高风险组患者的区域淋巴结则需要更强化的放疗。

　　本章我们回顾了放射治疗技术的最新进展及其在特定患者中的应用；讨论了放射治疗的方式，如部分乳房照射，大分割全乳放射，以及降低毒性的技术；评估了乳房切除术后放疗和区域淋巴结放疗；最后讨论了最近的研究数据，显示对于低风险亚组患者在保乳手术后可以适当忽略放射治疗。

7.2 大分割全乳放射治疗

　　进入 21 世纪后，乳腺放射肿瘤学领域最重要的进步是放射治疗常规应用于早期乳腺癌的保乳治疗。早期前瞻性、随机保乳治疗试验都是在局部切除原发灶后采用标准二维切向全乳放射治疗（whole breast radiation therapy，WBRT），结果一致显示保乳治疗联合 WBRT 可以减少同侧乳腺癌复发（ipsilateral breast tumor recurrence，IBTR）[1-5]。最近，早期乳腺癌试验者协作组对超过 7 300 例患者的随机研究资料进行荟萃分析，发现 WBRT 不仅可以降低局部区域复发率，而且对 OS 有显著效果，但有统计学差异的获益 [10]。在最初的保乳治疗试验中，接受 WBRT 的剂量为 45~50 Gy，在 5~6 周内施照 25~28 部分，最新的做法是将乳腺肿瘤切除部位施照时间延长至 6~7 周。因此，WBRT 的主要缺点是治疗过程延长，给患者造成不便。最终尽管明确获益，但只有 2/3 的患者接受了保乳手术后的放射治疗，并且放射治疗方案并不统一，施照的区域存在显著差异 [11,12]。还有数据表明，与放射治疗中心的距离越远，标准放射治疗的应用越容易受到威胁[13,14]。

使用常规分割放疗（每日小剂量至高的总剂量）的基本原理是基于理论上的放射生物学模型，研究表明绝大多数肿瘤对日常分割剂量的变化敏感性较低，而正常组织通常对放射分割剂量变化的敏感性较高[15]。常规分割利用了正常细胞和肿瘤细胞对放射分割剂量大小的敏感性差异，因此在较低的辐射剂量下，正常组织的损伤小于肿瘤细胞的损伤。更新的放射生物学证据表明，正常的乳腺组织和乳腺肿瘤对剂量分割的大小具有非常相似的敏感性。如果确定如此，那么提供较小的每日分割剂量以降低毒性的方法将不再具有额外的治疗优势[16]。

由于发现之前来自几种上皮肿瘤的分级标准假设并不适用于乳腺肿瘤，因此有学者进行了多项随机试验，对乳腺癌行较大的日常分割剂量来缩短放射治疗过程。我们目前拥有的成熟的数据一致地明确了大分割和常规分割 WBRT 的等效性[17-21]。因此，现在认为对于大部分患者在保乳手术后使用适度大分割放射疗法例如 40 Gy，3 周分 15 次放射，是安全、有效、常规的方案（图 7.1）。然而，对于某些特定的患者，例如年龄较小的患者，接受新辅助或辅助化疗的患者，或需要进行区域淋巴结放疗的患者，仍需要额外的数据支持。值得注意的是，这些大分割试验中只有少数患者在乳房切除术后接受了局部淋巴结照射，或接受了瘤床增强放射治疗。

通过对这些数据的回顾分析，美国放射肿瘤学会（American Society of Radiation Oncology，ASTRO）发布了一项指南，建议对年龄 ≥ 50 岁的患者进行大分割全乳放射，考虑对 pT1~2 pN0 期未行化疗的乳腺癌患者进行乳房切向放射（无区域淋巴结放射），放疗计划可以设计为在放射剂量 ±7% 均匀性以内的中心轴平面内。该指南同时指出，目前对于不符合这些标准的其他患者的数据有限，因为这些亚组患者的数据在这些试验中的代表性相对较低[22]。ASTRO 的 3 个乳房"正确抉择"之一是"在未考虑缩短治疗时间的情况下，不要将 WBRT 作为 ≥ 50 岁早期浸润性乳腺癌患者保乳治疗的一部分。"一项Ⅲ期临床试验结果显示，3~4 周的较短分割放疗计划在特定患者群体中有等效的肿瘤控制和美容效果。因此，患者和医生应讨论大分割 WBRT 的选择，以确定最合适的治疗方案[23]。

　　此外，正在进行的其他试验的结果甚至可能会提倡更短期的放疗方案。目前有几项试验正在评估快速－加速的 WBRT 计划的有效性和安全性。例如，在英国，FAST FORWARD 试验正在评估为期 3 周的国家标准 WBRT 与为期 1 周的 WBRT 的临床效果。虽然参加该试验的4 000 例患者的长期结果还未获得，但最近的一项亚组研究分析报告指出，

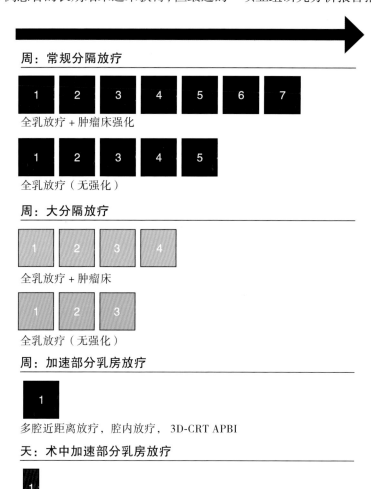

图 7.1　常规分隔放疗（伴或不伴强化），大分隔放疗（伴或不伴强化），以及加速部分乳房放疗。此外，所选择的病例可能为未行辅助放疗的患者

进入该试验的患者发生的急性皮肤毒性反应较轻微，不会引起任何担忧[14]。探索大分割放疗在乳房切除术后和全身治疗后的方案也在进行中，并且最终可能会扩展大分割放疗的乳腺癌适应证。

7.3 加速部分乳房照射（APBI）

加速部分乳房照射（accelerated partial breast irradiation，APBI）通常涉及三维体积的治疗，包括在乳腺肿瘤切除腔隙周围几厘米的边缘，这是同侧乳腺癌复发风险最高的区域。除了通常的快速（1周或更短；图7.1）治疗施照外，APBI的优点是可以使正常、未受影响的乳腺组织免受高剂量辐射。APBI的基本原理得到了临床和病理学数据的支持，这表明放射治疗的益处是可以根除乳腺肿瘤切除腔隙附近的微观癌细胞[24]。数项前瞻性和回顾性试验数据表明，同侧乳腺癌复发大多发生在乳腺肿瘤切除的癌床内，或紧邻乳腺肿瘤切除部位[25-27]，只有≤4%的同侧乳腺癌复发发生在远离原始肿瘤床的区域[28,29]。因此，在治疗较小瘤体和避免高剂量照射整个乳房时，减少局部复发的术后放疗可以使患者获益。通过将较大的每日分割剂量应用于部分乳房体积，理论上可以实现对放疗的局部控制，并且较短的放射期可以带来更多的便利，同时可以避免正常乳腺组织受到过多辐射。

APBI技术有几种常规类别，包括同位素间质内放射治疗、单腔或多腔基于球囊的高剂量率近距离放射治疗、3维适形放射治疗（3D-CRT）和术中放疗。已公布的APBI数据来自单一机构回顾性或单组前瞻性系列研究，目前已发表的比较APBI与WBRT的随机前瞻性研究很少。值得注意的是，时间最长的随访来自具有同位素间质内放射治疗专业技术的机构，这些技术是依赖于使用者的，需要他们能在乳腺肿瘤切除后的癌床中细致且熟练地放置导管。时间最长的APBI随访来自多导管近距离放射治疗经验，这些长期数据表明，在高度选择的低风险患者中，使用近距离放射治疗技术可能是WBRT安全有效的替代方案（图7.2）。由于同位素间质内放射治疗导管放置具有高度的用户依赖性和显著的学习曲线，因此APBI的这种施照方式的使用仅限于具有这种特定专业技术的放射中心[30-32]。

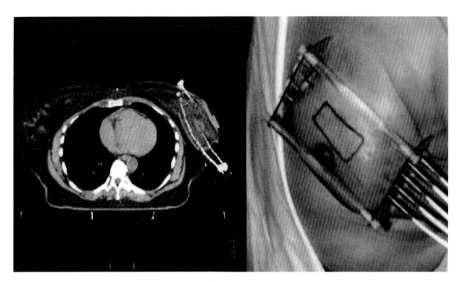

图 7.2 左图为乳房切除术后，经导管 APBI 区域剂量分布的 CT 扫描图像；右图显示了通过乳房切除术腔放置导管的技术之一

腔内近距离放射治疗（或球囊近距离放射治疗）操作简便，是操作依赖性较低的 APBI 技术，因此迅速应用于临床，并得到广泛推广，与多导管近距离放射治疗技术相比，该方法具有可重复的放射剂量测定和改善患者舒适度的优势 [15]。该技术需要与导管连接的硅胶球囊，导管于术中放入乳腺肿瘤切除后的腔隙中。用生理盐水和对照试剂对球囊进行扩充，通过 CT 扫描记录足够的定位以完成治疗计划。术后，患者在放射科将 HDR Ir-192 源装入导管，每天放射两个部分，时间超过5d。腔内近距离放射治疗的广泛使用先于有数据支持。最终，美国乳腺外科学会（American Society of Breast Surgeons，ASBS）开发了一个Mammo-Site™（Hologic，Bedford，MA）注册表，录入美国近 100 家机构的患者信息（治疗前、治疗期间或治疗后），以便将来进一步分析放射、局部复发和美容参数。Mammo Site™ 注册表目前已提供了大量数据，可以满足随访要求，并可以在选定的患者亚组中给出安全性和有效性的分析建议 [33-35]。为了解决单腔导管进行剂量成形时的固有局限性，特别是接近皮肤或胸壁的脂肪坏死和严重的皮肤毒性风险增加，有学者随后开发了多腔导管，通过提供更多的来源放置选项来改善剂量构象 [15]。

APBI 最受欢迎和最吸引人的技术之一是 3D-CRT，因其对 EBRT

技术的要求是大多数放射肿瘤学家所熟知和掌握的，并且不需要特殊或专用的设备。与标准切向技术相比，具有线性加速器产生 X 射线束的 3D-CRT APBI 通常比其他 APBI 技术有更高的正常组织剂量（图 7.3），这会引起对长期毒性增加的担忧。例如，3D-CRT 存在的一个问题是相对于基于近距离放射治疗的 APBI 技术，其可能会增加肿瘤床周围较大乳腺组织的长期毒性，3D-CRT/IMRT APBI 可导致呼吸、患者运动和设置错误。此外，使用多光束配置不可避免地会使更大量的正常组织（即肺、肋骨和对侧乳房）暴露于低剂量辐射下，这也可能导致长期毒性增加（图 7.3）。虽然一些研究如放射治疗肿瘤学组的一项前瞻性单组 II 期试验（Radiation Therapy Oncology Group，RTOG）0319 和 NSABP B3/RTOG 0413 试验的中期分析均报告了使用 3D-CRT APBI 的最小毒性 [36,37]，但是其他已公布的数据表明，3D-CRT APBI 可能与不可接受的外观美容问题相关，或者导致比全乳放射技术更严重的纤维化 [38-40]。

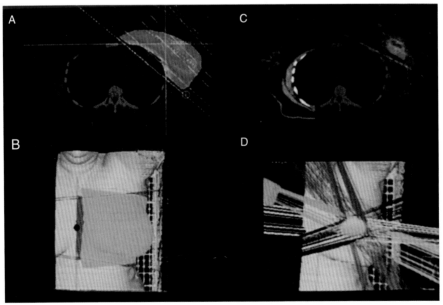

图 7.3 全乳放射（WBRT）与使用线性加速器生成的 3D / IMRT 技术加速部分乳房放射（APBI）的剂量分布和光束排列对比。绿色表示高剂量区域。 A. 使用 FIF-3D 技术进行 WBRT 切线方案的剂量分布。B. 治疗计划扫描的数字重建，显示 WBRT 在皮肤上的光束投影。C.3D/IMRT APBI 方案使用多重光束对准肿块切除残腔的剂量分布图，距离边缘 2cm。D. 治疗计划扫描的数字重建，显示 APBI 光束在皮肤上的投影

最后，术中 APBI 技术也可商业应用，该方法允许可移动的治疗装置使用电子或低能 X 射线在术中将大约 20 Gy 单次递送至肿瘤床。术中靶向的优点包括：降低靶点缺失的概率，便于单次治疗，以及显著降低医疗成本。主要缺点是在递送时可能缺乏最终病理诊断（主要是边缘的状态），这对患者做出 APBI 治疗的决定有着关键影响。基于各种原因，探索术中 APBI 效果的试验目前已经引起了很大的争议[41-44]。

放射治疗领域中乳腺癌最快的追踪试验之一是放射治疗肿瘤学组（Radiation Therapy Oncology Group，RTOG）0413 / 美国外科辅助乳腺和肠道项目（National Surgical Adjuvant Breast and Bowel Project，NSABP）B-39 Ⅲ期试验，试验将患者随机分为 APBI 组与 WBRT 组，采用 APBI 技术（即间质、基于腔隙或基于三维外部放射束）时的具体方案由治疗医生决定，预计多年后不会产生长期结果。然而，尽管缺乏来自随机试验的成熟数据，但 APBI 在大型学术中心、社区医院和私人诊所中的应用在迅速增加。由于人们对相对较短的分割方案的热情，其范围从 1d 内术中 APBI（在乳腺肿瘤切除当天）到 3D / IMRT 外部束和近距离放射治疗方法，整个疗程通常不到 1 周。随着 1 级数据的支持，广泛的营销，加剧了人们对 APBI 的这种热情。

为了指导患者在临床应用时选择和推广 APBI 技术，同时等待随机试验的长期数据结果，美国治疗放射学和肿瘤学会（American society for therapeutic radiology and oncology，ASTRO）于 2009 年发布了最初的 APBI 指南，将患者分为 3 类：适合组、警告组和不适合 APBI 组[45]。适合组包括 Ⅱ 期研究数据支持使用 APBI 的患者，以及 WBRT 不太可能带来生存获益的低风险患者。警告组和不适合组包括极少有数据支持 APBI 的患者，并且已经证明 WBRT 可以提供生存获益。基于随机试验的初步结果与之前报道的系列试验更长时间的随访，ASTRO 最近更新了 APBI 指南[46]，重大变化包括建议降低适合 APBI 的女性的最低年龄，从之前推荐的 60 岁降至 50 岁，此外还纳入了低、中等级，肿瘤尺寸 ≤ 2.5cm，阴性手术切缘的导管内原位癌（DCIS）患者。值得注意的是，满足所有要求的年龄 ≥ 40 岁的患者，包括低风险 DCIS 患者，被认为是 APBI "警告组" 的候选人。关于术中 APBI 技术，基于 5.8 年的中位随访数据，该指南规定，低能量 X 线 IORT 应仅用于前瞻性注册或临床试验，并应仅限于适合部分乳房照射的侵袭性女性乳腺癌患者[42]。

鉴于 WBRT 对 OS 具有关键性影响，长期（≥ 15 年）随访是必须且重要的，可以充分了解局部复发对生存和毒性的影响，因此，目前公布的 P Ⅲ 试验的中位随访时间仍不足以得出有意义的结论。APBI 是一种多样性的治疗方法，具有多种施照技术，每种技术都有自身复杂的临床、技术和剂量方面的考虑。随着临床试验数据的不断完善，目前的指南很可能会继续更新，以完善可以安全接受 APBI 治疗的患者亚组。

7.4 乳腺癌保乳手术后免行 WBRT 的情况：早期浸润性癌症

早期浸润性乳腺癌的标准治疗方案仍然是保乳手术，以获得阴性切缘（定义为肿瘤上无"墨水"）[47]；其次是 WBRT，作为乳房切除术的替代方案。尽管有数据表明保乳手术后 WBRT 可以减少所有年龄组患者的局部复发，但有较惰性自然病史的乳腺癌亚组患者可能遗漏 WBRT。值得注意的是，原来的保乳手术试验中，所有患者亚组似乎都可以从辅助性 WBRT 中受益，并且迄今为止没有数据明确显示任何亚组患者行 WBRT 在减少局部复发方面无获益。然而，对于肿瘤体积较小的低风险亚组患者，WBRT 的局部控制获益可能不会转化为长期生存获益，放射的常规效益也因此受到质疑。

特别是老年乳腺癌患者，其预期寿命较短，在原始保乳治疗试验中代表性不足（许多方案不包括年龄 ≥ 70 岁的患者），并且经常有竞争性合并症，因此专家们一直积极地研究对特定低风险老年患者省略 WBRT。目前有几项前瞻性随机试验改变了老年患者保乳治疗后常规 WBRT 的范例，其中两项研究即 CALGB 9343 和 PRIME Ⅱ，将患有低风险激素受体阳性乳腺癌的"老年"患者随机分为 WBRT 联合激素治疗组和仅激素治疗密切观察组（无 WBRT）。CALGB 9343 试验入组患者须满足：年龄 ≥ 70 岁，肿瘤直径 ≤ 2 cm，临床淋巴结阴性，ER 阳性，接受他莫昔芬治疗[48]。而 PRIME Ⅱ 试验入组患者须满足：年龄 ≥ 65 岁，肿瘤直径 ≤ 3cm，主要为 Ⅰ 或 Ⅱ 级乳腺癌，ER 阳性，临床淋巴结阴性[49]。

这些研究中报告了使用或不使用全乳放射治疗的两个队列有着相似的可接受的局部复发率（PRIME Ⅱ 5 年局部复发率：无 WBRT 组为 4.1% *vs.* 联合 WBRT 组为 1.3%，*P*=0.0002；CALGB 9343 10 年局部复发率：无 WBRT 组为 10% *vs.* 联合 WBRT 组为 2%，*P*<0.001）[49,50]。尽管每项研究的组间局部复发差异具有统计学意义，但是增加全乳放射治疗并未导致腋窝复发、远处转移和乳腺癌特异性生存的差异。事实上，PRIME Ⅱ 和 CALGB 9343 试验中的大多数死亡病例都是非乳腺癌相关的死亡。

此外，已经有研究探讨了对局部复发风险低的其他亚组患者省略 WBRT 的差异。例如，2×2 设计的随机 BASO Ⅱ 试验包括 1 135 例年龄 <70 岁的女性患者，中位年龄为 57 岁（范围 33~69 岁）。该研究发现，WBRT 10 年的局部控制率为 93%，单用他莫昔芬组为 93%（*P*=0.90）；WBRT 联合他莫昔芬组患者的局部控制率为 100%；未接受他莫昔芬、也未行 WBRT 治疗患者的局部控制率显著下降，为 83%[51]。

总之，这些数据表明，在高度选择的低风险亚组患者中，例如年龄超过 65 岁或 70 岁，激素受体阳性乳腺癌和（或）有其他有利因素的患者，乳腺癌特异性存活率不受 WBRT 的影响。基于这些数据，NCCN 目前建议，对于接受辅助内分泌治疗的 ER 阳性、临床淋巴结阴性的 T1 期、年龄 ≥ 70 岁的患者可考虑省略 WBRT（1 类证据）[52]。最近，一项通过分析 SEER 数据库的研究比较了 2000—2004 年（CALGB 9343 试验前）与 2005—2009 年（CALGB 9343 试验后）的年龄 ≥ 70 岁的低风险老年患者的放射治疗使用情况，证实了放射治疗使用率下降 <7%（从 CALGB 9343 试验前的 68.6% 下降到 CALGB 9343 试验后的 61.7%，*P*<0.001）。虽然外照射放疗的使用率从 66% 降至 54%（*P*<0.001），但意外且引人入胜的发现是，植入放射治疗与此同时从 1.4% 增加至 6.2%，减少了低危老年患者省略放射治疗的总体效果[53]。

随着时间的推移，很可能会确定其他低风险亚组患者，在不影响乳腺癌特异性死亡率的情况下，可以考虑安全地免行 WBRT。患者最终是否需要放射治疗的决策是复杂的、多因素的，与治疗时间长短、便利性、花费、地理差异、种族差异、医生的偏好，以及最重要的因素——患者的意愿——均有关。

7.5 乳腺癌保乳手术后免行 WBRT 的情况：DCIS

虽然局部导管内原位癌（DCIS）的标准治疗方案仍然是先行保乳手术以获得阴性切缘（定义为 ≥ 2mm）[54]，之后采用 WBRT，但对 DCIS 的最佳管理策略仍然存在诸多争议。DCIS 的特异性存活率接近 100%，与是否行局部治疗无关，但还缺乏 1 级证据证明其治疗对总体存活率有任何直接的影响。与侵袭性乳腺癌类似，对其积极的研究方向是尝试识别可能免行 WBRT 的 DCIS 亚组患者。迄今为止，尚未明确 WBRT 对于减少浸润性乳腺癌复发无获益的 DCIS 亚组患者。最大的争议之一是确定治疗的主要终点和目标，因为治疗医生不认为所有乳腺癌均会复发，无论是浸润性还是原位复发（因为任何复发通常都对患者非常有意义），或者是否应该仅测量浸润性癌，因为浸润性癌最有可能发生转移并最终影响患者的生存。根据 4 项随机 DCIS 放射试验的长期随访数据，在整个 DCIS 范围内，单独局部切除术后 15 年乳房内复发范围在 20% 至超过 30% 之间，联合 WBRT 则会将此概率减少至 10% ~15%，联合他莫昔芬时术后 15 年的复发率低于 10%[55-58]，其中，不足 50% 是浸润性复发。因此，放射肿瘤学家经常使用"每年 <1%"来经验性获得放疗后乳房内复发可接受上限的阈值[59]，尽管目前这些数字实际上远远超过了局部复发率。随着病理处理和边缘评估方法的改善，乳房内复发的筛查或早期检测方法也有了许多最新进展。

评估低风险 DCIS 免行 WBRT 的唯一一项现代前瞻性 III 期临床试验是 RTOG 98-04，试验设计的乳腺 X 线检测 I 、II 级，DCIS<2.5 cm，局部切除且切缘 >3 mm，该试验将患者随机分为 WBRT 组与观察组。接受他莫昔芬治疗的患者占整个队列的 62%。尽管由于实际入组患者过少而导致试验过早关闭 [实际入组人数仅为预计入组的 1/3（n=1 800 例中的 636 例）]，但最初的 7 年分析显示，未接受 WBRT 患者的乳房内复发风险显著增加（7% vs. ≤ 1%；P<0.001）。由此研究者得出结论，尽管人们认为低风险 DCIS 具有广泛的阴性切缘，在样本量不足的情况下 WBRT 仍然显著减少了乳腺内复发事件，不过该结论需要更长时间的随访进一步验证[60]。

另外两项前瞻性研究评估了对"低风险"DCIS 患者免行 WBRT 的

结果。第一项名为"单独广泛局部切除"的研究（WEA 研究），定义乳腺 X 线检测到的"低风险"DCIS 为尺寸 <2.5cm，边缘 ≥ 10mm，Ⅰ、Ⅱ级，未使用他莫昔芬，但由于遇到极多的乳腺相关事件且符合停止协议的标准而使试验提前结束（n=158）。乳腺内 5 年累积复发率为 12%（每年复发率约为 2.4%）[61]。最近更新的报告指出 10 年累计复发率为 15.6%，据此推断局部复发风险会随着时间的推移而增加，并且 DCIS 广泛切除边缘后未行放疗患者的随访时间更长 [62]。

另一项前瞻性研究 ECOG 5194 是对两个独立的"低风险"队列进行评估。该协议规定所有患者的 DCIS 边缘 ≥ 3mm，同时需要完全包埋每个标本并连续切片，这种做法在许多机构中并非常规操作。两个队列都通过其分级和大小来区分，队列 1 定义为低或中等级，瘤体较大（>2.5cm）；队列 2 定义为高等级，瘤体较小（≤ 1cm）。术后 5 年的初步分析报告显示：队列 1 的乳腺癌复发率为 6.1%，队列 2 的乳腺癌复发率为 15.3%，由于队列 2 的复发率较高，不能采用单纯手术切除，但对队列 1 的患者免行放射治疗是合理的 [63]。然而，术后 12 年更新的数据显示，两组患者的乳腺癌复发率随着时间的推移而逐渐增加，队列 1 和队列 2 的乳腺癌复发率分别为 14.4% 和 24.6%，其中大约 50% 是浸润性复发（分别为 13.4% 和 7.5%）。在本研究中，由于这些看似低风险患者的局部复发没有稳定增加，所以研究者撤回了初步结论，即"对队列 1 患者免行 WBRT 是合理的"，将结论修改为"这些数据是治疗决策过程中的初步结论"[64]。

总的来说，这些数据表明 DCIS 的自然病史是旷日持久的，乳腺内总体复发风险会随着时间的推移而增加。不幸的是，目前识别低风险 DCIS 的方法无论是临床病理标准还是基因组检测，都不能真正识别出惰性乳腺癌患者 [65]。虽然这些研究进展可能允许从 DCIS 中分离出乳腺内绝对复发风险较低的亚组患者，其中很大一部分将发生乳腺浸润性复发，但是迄今为止，WBRT 仍然可以显著减少所有 DCIS 亚组患者的乳腺癌复发。

因此，尽管 DCIS 的预后较好，但仍然是一个复杂的疾病过程。关于可以免行 WBRT 患者的选择，有必要进行更加彻底的研究和讨论，包括对个体患者使用临床列线图预测复发风险[66]，对历史数据的进一步分析[67]，以及更多针对低风险患者的研究[60,64]，此外将这种风险评估与患者的合并症、预期寿命、对各种治疗方案的意愿，以及对复发和放射治疗相关的焦虑水平进行权衡。也许真正的"低风险"群体一旦被确定就不需要治疗，这是目前正在探索的新概念[68,69]。综上所述，对于大多数"低风险"DCIS 患者而言，免行标准治疗的决定更有可能影响其生活质量，而对乳腺癌相关的生存预后影响较小。

7.6 乳房切除术后放射治疗

PMRT 已被广泛应用于阳性淋巴结数量 ≥ 4 个的患者，但对将其应用于存在 1~3 个阳性淋巴结的患者仍存在很大争议。现代进行的更新的 PMRT 试验结果表明，PMRT 可以显著改善乳房改良根治术后接受全身化疗的腋窝淋巴结转移患者的局部复发、DFS 和 OS。尽管在所有的现代 PMRT 试验中，接受放射治疗患者的生存率提高了约 10%[70-72]，但对 1995 年和 2000 年牛津的 PMRT 的回顾性分析显示，这一结果与乳腺癌相关死亡风险的降低和非乳腺癌死亡率的增加相抵消[73-74]。基于这些数据，ASCO 于 2001 年发布了 PMRT 指南，基于随机试验证据最初推荐对腋窝阳性淋巴结数量 ≥ 4 个的患者常规应用 PMRT，但存在 1~3 个阳性淋巴结转移的患者能否从 PMRT 中获益仍不清楚，需要进一步根据危险因素进行个体化分析[75]。随后，NCCN 指南也建议对阳性淋巴结数量 ≥ 4 个的患者使用 PMRT（1 类），同时该小组在声明中加入"强烈考虑"建议对存在 1~3 个阳性淋巴结的患者使用 PMRT，尽管在 1 ~ 3 个阳性淋巴患者亚组数据的解读方面仍存在分歧（2B 类）[76]。

2014 年，来自早期乳腺癌试验研究协作小组（Early Breast Cancer Trialists' Collaborative Group，EBCTCG）的最新数据包含 22 项试验，8 135 例患者接受或不接受 PMRT，数据显示局部复发风险（伴或不伴短期或长期远处转移）从未接受 PMRT 的 21% 下降到接受 PMRT 的 4.3%（$P<0.001$），这导致 20 年乳腺癌特异性死亡率为 49.4% *vs.* 41.5%（$P=0.01$；RR=0.78）。此外，将有 1 个阳性淋巴结与 2~3 个阳性淋巴

结的患者进行比较时，初次复发和乳腺癌相关死亡率无统计学差异[77]。除了更新的其他已发表的数据之外，还有大量的数据表明，使用现代系统治疗方法，例如蒽环类、紫杉烷类、靶向药物和激素抑制剂，以及放疗联合乳腺癌根治术，可以很好地将局部复发风险控制在5%以下，重要的是，更多地使用现代放射技术可能会减少与旧的放射技术相关的毒性。这促使了ASCO、ASTRO和SSO对PMRT指南进行更新，这些组织同步更改了指南，建议将存在1~3个阳性淋巴结的患者纳入PMRT，因为现有证据表明PMRT确实可以降低T1~2期、有1~3个腋窝阳性淋巴结乳腺癌患者的局部区域复发风险，以及乳腺癌相关死亡率。但是，他们强调，这些患者中的某些亚型可能本来就是局部复发的低危患者，从而使PMRT的潜在毒性可能会抵消其带来的益处。由于患者和医生之间的风险收益率可接受阈值存在差异，专家组建议在确定采用PMRT前应对患者进行仔细的临床判断[78]。

7.7 区域淋巴结放射治疗

从腋窝淋巴结清扫（ALND）到前哨淋巴结活检（SLNB）的演变导致放射肿瘤学家的临床考虑更加复杂，他们必须考虑减少手术范围对放射治疗的潜在影响。此外，越来越多的数据表明：乳房切除和保乳手术后，更全面的区域淋巴结放射治疗可能有助于降低高危患者远处转移和复发的风险。虽然对各种临床情形的详细讨论超出了本章的范围，但对区域淋巴结放疗的考量会显著增加放疗计划的复杂性，评估保乳或乳房切除术后患者是否需要行区域淋巴结放疗应根据患者的具体情况而定。

现在有1级证据表明临床淋巴结阴性、前哨淋巴结阳性乳腺癌在辅助放射治疗（伴或不伴全身治疗）的情况下，免行ALND不会影响患者的长期生存。Curie研究所曾经进行了大规模研究，其中一项随机临床试验对658例淋巴结阴性、瘤体直径≤3 cm的乳腺癌患者均给予辅助全身治疗和乳房放疗，并将其随机分配至ALND组与腋窝放疗组。经过为期15年的随访，发现两组的OS或DFS无显著差异，孤立性腋窝淋巴结复发率分别为1%和3%，提示腋窝放疗是ALND的优良替代方法[79]。

　　ACOSOG Z-0011 试验中，1~2 个前哨淋巴结阳性、临床淋巴结阴性且没有明显淋巴结外侵犯的患者，随机分为免行 ALND 组与接受 ALND 组。虽然结果表明，无论是否行 ALND，5 年的局部区域 DFS 都比较好，分别为 96.7%（单独 SLNB 组）与 95.7%（ALND 组）（P=0.28）[80]，由于未提供保证放射治疗质量的证据和开展放射治疗医院的差异，该研究结果最初遭到了质疑。虽然研究中指定通过切线场照射（仅限乳房区域），但回顾性分析表明，有相当大比例的患者存在违反协议的情况，并且试图将辐射束引导至腋窝淋巴结[81]。因此，尽管 Z-011 试验没有给放射肿瘤学家提供当免行 ALND 时放射区域的清晰度，但该研究证实了不论是否行 ALND，长期局部区域复发率无明显变化，10 年局部区域无复发生存率分别为 93.2%（ALND 组）和 94.1%（单独 SLNB 组）（P=0.36）[82]，因此强烈支持一种相对保守的手术方法，而不是对所有存在 1~2 个前哨淋巴结阳性、临床淋巴结阴性的乳腺癌患者都应用 ALND。

　　EORTC Ⅲ 期试验对"腋窝定位之后：放射治疗还是手术？"（AMAROS）的问题进行了研究，明确证明对 SLNB 阳性患者来说，腋窝放射治疗与 ALND 的效果相当，这为放射肿瘤学家提供了更清晰的信息。这项试验聚焦于腋窝放射治疗而不是 ALND，特别是对瘤体 ≤ 5cm，1~2 个 SLN 阳性且临床淋巴结阴性乳腺癌。将研究对象随机分为腋窝放射治疗组或 ALND 组，随访 5 年后，两组的腋窝复发率均非常低（ALND 0.54% vs. 腋窝放疗 1.03%），两组的 DFS（86.9% vs. 82.7%；P=0.18）和 OS（93.3% vs. 92.5%；P=0.34）无显著差异，腋窝放疗组导致的淋巴水肿低于 ALND 组（14% vs. 28%）[83]。

　　另一项针对淋巴结阳性（或高风险淋巴结阴性）患者（有或无 ALND）的选择问题和疾病进展的临床试验显示，这些患者可能受益于更全面的淋巴结放疗，包括 2 级和 3 级腋窝未切除部分，锁骨上和锁骨下窝，以及内乳链。重要的是要认识到早期 PMRT 试验中入组的患者也被纳入早期乳腺癌试验者协作组（Early Breast Cancer Trialists' Collaborative Group）的 PMRT 荟萃分析中，这导致接受 PMRT 的淋巴结阳性患者的乳腺癌特异性死亡率显著降低，事实上，试验中的 PMRT 包括胸壁和区域淋巴结放疗 [77]。因此，对乳房切除术后高风险患者行区域淋巴结放疗可使患者获得疾病特异性长期生存，这一结果表明，对微转移（局部 – 区域）病变进行放疗可以阻止远处转移和改善患者的生存结局。

最近，两项重要的 Ⅲ 期临床研究 MA.20 和 EORTC 22922 入组接受过保乳手术或乳房切除术的患者，他们被随机分配到单独局部放疗组（乳腺或胸壁）或局部放疗（乳房或胸壁）联合淋巴结放疗组（锁骨上、锁骨下、内乳和腋窝）[84,85]。尽管这两项研究的治疗技术和患者特征方面存在差异，但结果一致表明，局部放疗联合淋巴结放疗可以改善患者的局部区域无复发生存率，以及转移性乳腺癌患者的无瘤生存（metastatic breast cancer-free survival），其中 MA.20 研究中两组的 DFS 为 82.0% *vs.* 77.0%，EORTC 研究中两组的 DFS 为 72.1% *vs.* 69.1%。此外，两项研究的数据表明，区域淋巴结放疗 10 年的总生存可以显著获益，HR 为 0.88，*P*=0.034 [86]。

然而争议仍在继续，因为这些试验难以辨别内乳淋巴链放疗与其他淋巴区域放疗的分别获益。内乳淋巴链区域放疗（特别是对于左侧乳腺癌患者）如果不严格施照可能会增加死于心脏病的概率，牛津大学早期的荟萃分析提示，这种结果可能会抵消乳腺癌特异性生存获益（图 7.4）。迄今为止，只有一项已发表的研究试图评估内乳淋巴链放疗的潜在独立获益，将淋巴结阳性、均接受了胸壁和锁骨上淋巴结术后放射治疗的乳腺癌患者随机分为接受和不接受内乳淋巴链放疗组。尽管结果显示接受内乳淋巴链放疗组的 10 年总生存的绝对获益 >3%，其中接受内乳淋巴链放疗组为 62.6%，未接受内乳淋巴链放疗组则为 59.3%，但该试验无法检测到微小差异，而且这一发现的统计学意义并不显著 [87]。

最近丹麦的一项前瞻性研究，纳入对象为单侧、早期淋巴结阳性乳腺癌手术患者，其中右侧乳腺癌患者接受内乳淋巴链放疗，左侧乳腺癌患者由于放射性心脏病风险被纳入不接受内乳淋巴链放疗组。主要研究终点为乳腺癌特异性生存率，分别为 20.9% *vs.* 23.4% [HR=0.85；95%

CI（0.73，0.98）；*P*=0.03]，远处复发风险分别为 27.4% *vs.* 29.7% [HR=0.89；95% CI（0.78，1.01）；*P*=0.07]，两组患者的缺血性心脏病死亡率相等。因此，研究者推测，内乳淋巴链放疗可以改善早期淋巴结阳性患者的乳腺癌特异性生存[88]。

因此，关于淋巴结阳性或高风险淋巴结阴性患者接受区域淋巴结放射治疗是否会导致长期心脏不良事件可能会影响区域淋巴结放射治疗带来的潜在生存获益，以及这些明显的 DFS 改善是否会随着长期随访最终转化为显著的总生存获益，目前仍存在争议。在这些已发表的放疗技术研究中，关键是要了解当前的心脏保护技术，例如深吸气末屏住呼吸（如下所述）已被证明可以显著减少平均心脏放射剂量，但这种方法不能在患者接受治疗时使用。

总之，在获得更多的临床研究数据之前，区域淋巴结放疗在低风险和高风险患者中的作用正在发生变化。目前对于 SLNB 发现孤立肿瘤细胞（isolated tumour cells，ITCs）或微转移 [直径 >（0.2~2.0）mm] 的临床淋巴结阴性患者，行 ALND 或区域性腋窝放射治疗是必要的[89]。然而，对于未行 ALND，SLNB 显示多个宏观转移的患者，有必要进行腋窝 I 和 II 级（最低限度）区域放射治疗。对于 1~2 个阳性淋巴结患者，应考虑其他因素，如患者的年龄，淋巴结转移的大小，雌激素受体状态，乳腺癌亚型，肿瘤分级和淋巴管是否浸润，以确定是否存在额外淋巴

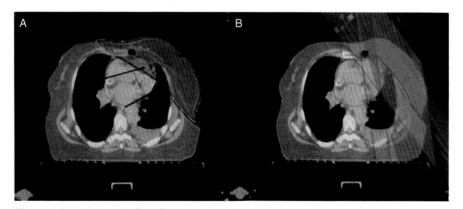

图 7.4 内乳淋巴结放疗的影响。A. 使用包括 FIF-3D 治疗的切线技术，到达心脏的剂量通常较高，肺部和对侧乳房（用红色箭头表示）。B. 通过使用多个平面光束的 IMRT 反向计划，可以最大限度地减少到达心脏、肺和对侧乳房的放射剂量，但是多个光束的穿透会导致正常组织遭受大量的低剂量辐射

结受累风险或者是否需要行腋窝淋巴结清扫。最后，对于风险较高的淋巴结阳性患者，特别是预期寿命较长的患者，数据表明额外针对锁骨上和锁骨下，或者内乳淋巴链的放射治疗可以改善患者的局部区域复发、远处转移和乳腺癌特异性生存，如果精心施照，最大限度地减少心脏暴露，也可能最终改善患者的总生存。

▫ 7.8 个体化放射治疗技术的进展

近年来，放疗技术进一步发展，通过使用基于三维 CT 的治疗计划和调整放射束来契合不同患者的解剖结构变化，从而改善了放射治疗的效果。这些先进的技术在控制肿瘤的同时，可以使放射靶器官（即乳房和区域淋巴结）的剂量更加均匀，除了可以最大限度地减少对周围结构的辐射外，还可以减少对正常乳腺组织的急性和长期毒性，同时使心脏、肺、未受影响的对侧乳房和胸壁的放射暴露最小化。对于特定的患者，最新的技术可采用更多的加速治疗施照方法，例如加速部分乳房照射（hccelerated partial breast irradiation，hPBI）和低分割全乳房放射（hypo-fractionated whole breast radiationh，hWBRT）。本章我们将回顾体外放射治疗技术的其他进展。

体外放射治疗（external beam radiotherapy treatment，EBRT）是最广泛和最常用的放射治疗方法，最常用的工具是钴机或线性加速器（Linear accelerators，LINACS）。钴机可以提供 1.2 MV 和 1.3 MV 的光子能量，能够充分穿透和治疗大部分位于组织相对表浅部位的肿瘤。最初提供保乳手术优势证据的许多放射治疗试验都是使用钴机进行的，并且随着长期随访，钴机的缺点逐渐显露，包括其本身较大的半暗带（不太明确的射束边缘）和无意中暴露的正常组织，例如心脏、肺和对侧乳房。对早期试验中接受放疗患者的长期随访揭示了以前 EBRT 技术的严重缺陷，其中包括肺部和对侧乳房发生恶性肿瘤、心血管疾病，以及左侧乳腺癌放疗后特有的心脏相关死亡风险 [90]。在北美和欧洲，大多数钴机已经被线性加速器取代，线性加速器具有个体暴露最小化的优势，通常配备种类更多的能量光束，范围从 4 MV 或 6 MV 到 18 MV 或 20 MV 光子，此外一些治疗性电子束的穿透性较小，可与光子 EBRT

结合使用，根据不同患者的体质及乳房和胸壁轮廓的调整光束的剂量分布。当代线性加速器还提供自动化多叶校准，加强调制功能、机载成像和其他新技术，旨在提供更加精确的放射剂量。

传统的乳腺放射治疗计划包括荧光透视模拟建立放射区域和单个中心轴平面用于计算剂量。鉴于这些基于 2D 放射治疗剂量计算的明显局限性，现代治疗技术通常使用三维 CT 方案来靶向指定的目标，并且更精确地避免周围器官遭到辐射。越来越复杂的算法通过分析 3D 信息来模拟辐射场中的剂量分布，并且可以在施照期间调节放射剂量，确保足够的目标区域覆盖，并提供了更加均匀的放射治疗效果。最近，另外几项新技术已经应用于临床，据说可以作为协助放射肿瘤学家根据不同患者的体质调整放射范围，最大限度地减少正常组织暴露的标准技术。

绝大多数接受乳腺放射治疗或乳房切除术后放射治疗的患者使用标准疗程治疗 6~7 周时会出现一定程度的皮肤毒性反应。乳腺照射期间和照射之后皮肤反应的严重程度以及随后的长期影响受到放疗方案和患者相关因素的影响，例如每日分割剂量，放射总剂量，放射组织的体积，所用的放射类型 [91]，以及是否联合化疗 [92]。此外，患者相关因素对急性和长期皮肤毒性反应程度有重要影响，例如，乳房的大小，患者的年龄，吸烟，腋窝或手臂淋巴水肿的危险因素（如腋窝淋巴结清扫），淋巴囊吸引，手术伤口感染史 [93]，以及患者基因组构成，如果是 ATM 纯合子携带者，就相对容易发生严重的放射相关并发症 [94]。

尽管如此，放疗技术的飞速进步使得放射束能够更好地分散到患者的靶器官中。现在越来越多的数据表明，整个乳房均匀的放射剂量分布与较少的急性毒性反应直接相关，例如红斑、皮肤脱屑和疼痛症状，也与长期毒性反应相关，例如明显的纤维化，肿块切除腔的收缩，皮肤毛细血管持续扩张，以及最终的外观 [95-97]。当代线性加速器利用多叶校准、动态楔形和原始切线场内的子场来调整辐射切线光束的形状和剂量，大大降低了典型的不均匀性。可以大幅减少 10 年前常规放疗计划中央轴上 125%~130% 的典型非均质性，目前这种典型非均质性范围 <（103%~107%）。

治疗计划中剂量分布程度的改善可以通过多种方式实现。虽然以前使用二维技术可生成标准的"切线"场，横切胸壁内侧和外侧，但更现代的方法通常采用 FIF-3D CRT 治疗，可以检查切线场的剂量分布，并对子场进行加权以优化剂量测定。然后，使用多叶校准在内侧或外侧切线场上依次产生 115% 等剂量曲线体积的剂量云，以阻挡个体剂量云（例如 115%、110%、107% 的热点；图 7.5）。通常情况下，需要 4~6 个场来实现剂量匀质性的优化，包括开放的内侧和外侧场，以及子场。此外，使用更高能量的光子和动态楔形可以进一步对光束进行轮廓加工，以提供适形和均匀的分布。调强放射治疗（intensity-modulated radiotherapy，IMRT）通常通过治疗计划软件向患者提供更多的监测单元，使用逆向算法将剂量调整至预期的精确体积。在大多数情况下，使用这两种方法中的一种，乳房不均匀性可降低至 <110%[98]。通常情况下，大约 30% 或更少的患者可以仅通过标准切线光束达到 ±10% 的剂量均质性[95]。对于热点 >110% 的患者，应考虑 FIF-3D CRT 技术。如果具有子场的 FIF-3D CRT 技术无法实现所需的均质性，或者通常不会使器官免于危险，则可以利用反向方案的 IMRT 调整照射束的设计和形状，基于剂量规格的加权，剂量限制，优化治疗覆盖率，其中具有子光束的多个光束以电子方式生成，相对于风险器官心脏和肺，优先调节乳房组织和区域淋巴结的剂量分布，并且通常很少出现目标组织中的不均质性，且可能形成更陡峭的剂量梯度以保护风险器官。需要掌握的重要的一点是，反向计划旋转 IMRT 在多项技术中具有最高散射剂量，特别是当采用多个机架角度时会导致患者接收大量的低剂量辐射，

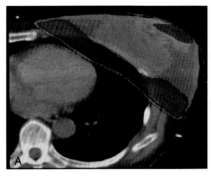 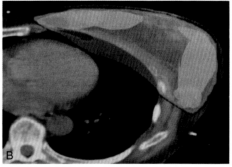

图 7.5　全乳放疗计划：红色表示热点 >110%。上图显示标准切线，下图使用三维视野技术减少热点，从而降低了急性和长期乳房毒性。A. 标准的切线加楔形板照射，红色表示热点 >110%。B. 相同的患者采用 FIF 切线照射，热点减少 >110%

可能增加肺部、心脏和对侧乳房组织的低剂量暴露，对长期毒性反应和继发性恶性肿瘤有潜在的影响[99]。

最后，在可以获得质子疗法的机构中，已将质子疗法添加到可用的方案中，特别是在比较棘手的情况下，如不寻常的解剖结构或对邻近区域的优先放射治疗。质子疗法在应用时展示出降低心脏剂量的巨大前景，例如，当比较深度吸气屏气技术（DIBH）与质子疗法的心脏暴露时，平均心脏剂量从使用 DIBH 的 1.6 Gy 减少到使用质子疗法的 0.009 Gy[100]。然而，虽然质子疗法可以实现这种超低心脏剂量（即 < 2 Gy），但对长期心脏病发病率或死亡率未显示出有任何影响，因此其所提供的额外的临床获益能否抵消因此产生的额外技术费用仍需要进一步探讨。总之，虽然逆向计划的 IMRT 和质子疗法可以实现良好的均质性和降低正常组织暴露，但也存在一些缺点，包括增加低剂量辐射暴露的可能性，延长治疗时间（特别是质子疗法），以及成本的增加，都可能限制其临床应用，使医生和患者更倾向于选择上述其他技术，实现可接受的剂量限制[101-103]。

还有一些相对简单的技术进步也显著改变了乳房照射的风险与效益的关系。例如，乳腺癌患者在施照时一般处于仰卧位，最近发现特定患者在俯卧位时行 EBRT 有利于向前移动大部分乳房组织，防止其堆积在胸壁和腹部周围，并且延长其形状，以使心脏和肺部剂量减少和最小剂量的不均质性[104]。在比较俯卧位和仰卧位的照射情况时，发现 85% 接受评估的左侧乳腺癌患者采用俯卧位可以减少心脏容量[105]（图 7.6）。目前，俯卧位的选择标准包括：患者可以长时间适应胃受压的情形，左侧（相对于右侧）乳腺癌，存在乳房下垂或充足的乳房组织等因素。俯卧位乳房放射治疗虽然有优势，但也存在某些局限，例如当需要全面照射包括区域淋巴结时，一般不能使用；还需要考虑的另一个因素是肿瘤床的位置，因为靠近胸壁或胸骨内侧的乳腺肿瘤切除腔在俯卧位时可能无法获得足够的射线覆盖；最后，双侧乳房照射通常是俯卧位的相对禁忌证，因为治疗时需要在患者的每个乳房之间重新定位，而且在俯卧位时无法确保避免胸骨中间的重叠。

另一种可显著降低心脏剂量的简单技术是使用心脏阻滞进行治疗

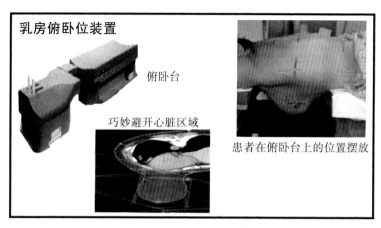

图7.6　俯卧位。每天将木板放置在治疗机上，双臂放在心脏上方，并悬挂乳房。CT 图像显示乳房下垂且远离胸壁，这样有助于在放射时减少心脏的毒性

区域单独化。具体步骤是先审查术前成像了解肿瘤与胸壁的关系；然后将一个小的引线块置于辐射束中，用于阻挡心脏轮廓，注意必须有选择地精心放置，以避免阻挡关键的乳房组织。选择合适的患者行心脏传导阻滞可以显著降低心脏剂量，已经有研究显示可以将乳房体积覆盖率降低 2.8%，且对局部控制没有任何影响[106]。因此，心脏阻滞是一种无须采用先进技术即可避免心脏暴露于过多放射剂量的方法，操作也很简单。

　　另一种相对复杂的可降低心脏暴露的方法是一种呼吸控制形式，称为深度吸气屏气技术（deep inspiration breath hold，DIBH），即当患者深吸气时利用心脏的下部和后部位移来实现。在 CT 模拟时进行两次扫描，第一次是患者仰卧位并自由呼吸时，第二次是要求患者屏住呼吸 20~30s，跟踪胸壁的位置，屏气后扫描并执行放射计划。基于 CT 的研究表明，近 50% 的深度吸气屏气患者的心脏完全撤出放射野，总体而言，放射野中心脏的体积减少了 80%[107]（图 7.7）。实际操作过程中要求患者在短时间内屏住呼吸，使用各种激光或其他装置跟踪胸壁或乳房组织的位置，当患者深吸气后屏住呼吸时，LINAC 机器仅提供EBRT。比较各种技术后发现中位心脏体积接受大于 50% 的剂量，通过DIBH 心脏剂量从 19% 降至 3%[108]，因此，DIBH 的使用显著降低了心脏暴露的体积和毒性。

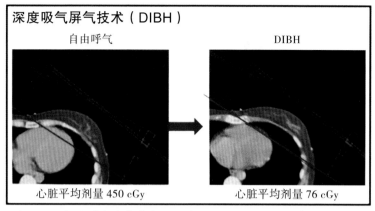

图 7.7 使用深吸气时屏气技术减少心脏毒性。左图扫描显示在切线照射时自由呼吸的心脏。右图是 DIBH 扫描，可将胸壁移离心脏。仅在患者处于最大屏气位置时才进行放射治疗

7.9 结 论

乳腺癌的治疗方案从以往基于肿瘤分期、特征和传统病理特征的一般治疗，逐渐转变为基于乳腺癌分子和生物学特征的现代先进治疗方案。放射治疗技术的进步也日新月异，目前的放射治疗试验和转化研究已逐渐开始纳入技术规范，并强调识别肿瘤特征和亚型的方法，最终实现更加个性化的放射治疗。与医学肿瘤学领域中分子分型和基因检测可以提供预后信息、指导治疗决策和预测治疗反应不同，将肿瘤生物学纳入放射治疗试验仍然面临诸多挑战，因为辅助放射治疗可能存在无法检测或难以证实的疾病进展，因此需要进行具有更长随访时间和更多患者的试验，来揭示有统计学意义的差异（例如与在转移性环境中最初开始探索的全身系统治疗试验比较）。尽管如此，放射治疗领域正在以自己的方式迅速发展，我们应该结合迄今为止最有用的数据，并考虑各种其他临床因素，如预期寿命、生活质量、患者的意愿，以及关键技术进步来解决解剖学方面的问题，将毒性反应最小化，治疗概率最大化。随着前瞻性随机试验中乳腺癌局部治疗策略数据以及更长的随访数据的更新，临床医生将会遇到前所未有的、更多的新技术带来的挑战，因为目前经过试验验证的新技术已经证明了乳腺癌放射治疗的优势。

参考文献

[1] Fisher B, Anderson S, Bryant J, et al. Twenty-year follow-up of a randomized trial comparing total mastectomy, lumpectomy, and lumpectomy plus irradiation for the treatment of invasive breast cancer. N Engl J Med, 2002, 347 (16):1233–1241.

[2] Litière S, Werutsky G, Fentiman IS, et al. Breast conserving therapy versus mastectomy for stage Ⅰ - Ⅲ breast cancer: 20 year follow-up of the EORTC 10801 phase 3 randomised trial. Lancet Oncol,2012,13(4):412–419.

[3] Poggi MM, Danforth DN, Sciuto LC, et al. Eighteen-year results in the treatment of early breast carcinoma with mastectomy versus breast conservation therapy: the National Cancer Institute Randomized Trial. Cancer,2003,98 (4):697–702.

[4] Simone N, Dan T, Shih J, et al. Twenty-five year results of the national cancer institute randomized breast conservation trial. Breast Cancer Res Treat, 2012, 132(1):197–203.

[5] Veronesi U, Cascinelli N, Mariani L, et al. Twenty-year follow-up of a randomized study comparing breast-conserving surgery with radical mastectomy for early breast cancer. N Engl J Med, 2002, 347(16):1227–1232.

[6] American Cancer Society. Breast cancer facts & figures 2015–2016. Atlanta: American Cancer Society I, 2015.

[7] Gradishar WJ, Hansen NM, Susnik B. Clinical roundtable monograph: a multidis-ciplinary approach to the use of oncotype DX in clinical practice. Clin Adv Hematol Oncol H&O, 2009,7(4):1–7.

[8] Voduc KD, Cheang MCU, Tyldesley S, et al. Breast cancer subtypes and the risk of local and regional relapse. J Clin Oncol, 2010, 28(10):1684–1691.

[9] Bouganim N, Tsvetkova E,Clemons M, et al. Evolution of sites of recurrence after early breast cancer over the last 20 years: implications for patient care and future research. Breast Cancer Res Treat,2013, 139(2):603–606.

[10] Early Breast Cancer Trialists' Collaborative .G. Effect of radiotherapy after breast-conserving surgery on 10-year recurrence and 15-year breast cancer death: metaanalysis of individual patient data for 10, 801 women in 17 randomised trials. Lancet, 2011,378(9804):1707–1716.

[11] Garcia-Etienne CA, Tomatis M, Heil J, et al. Fluctuating mastectomy rates across time and geography. Ann Surg Oncol, 2013, 20(7):2114–2116.

[12] Farrow DC, Hunt WC, Samet JM. Geographic variation in the treatment of localized breast cancer. N Engl J Med,1992, 326(17):1097–1101.

[13] Gabriel G, Barton M, Delaney GP. The effect of travel distance on radiotherapy utilization in NSW and ACT. Radiother Oncol, 2015,117(2):386–389.

[14] Brunt AM, Wheatley D, Yarnold J, et al. Acute skin toxicity associated with a 1–week schedule of whole breast radiotherapy compared with a standard 3–week regimen delivered in the UK FAST-Forward Trial. Radiother Oncol, 2016,120(1):114–118.

[15] Rowe B, Moran MS. Accelerated partial breast irradiation and hypofractionated whole

breast radiation. US Oncol Hematol, 2011, 7(1):31–37.

[16] Bentzen SM, Agrawal RK, Aird EG, et al. The UK Standardisation of Breast Radiotherapy (START) Trial A of radiotherapy hypofractionation for treatment of early breast cancer: a randomised trial. Lancet Oncol, 2008,9 (4):331–341.

[17] Whelan TJ, Pignol JP, Levine MN, et al. Long-term results of hypofractionated radiation therapy for breast cancer. N Engl J Med, 2010, 362(6): 513–520.

[18] Haviland JS, Owen JR, Dewar JA, et al. The UK Standardisation of Breast Radiotherapy (START) trials of radiotherapy hypofractionation for treatment of early breast cancer: 10-year follow-up results of two randomised controlled trials. Lancet Oncol, 2013,14(11):1086–1094.

[19] Group ST, Bentzen SM, Agrawal RK, et al. The UK Standardisation of Breast Radiotherapy (START) Trial B of radiotherapy hypofractionation for treatment of early breast cancer: a randomised trial. Lancet, 2008, 371 (9618):1098–1107.

[20] Group FT, Agrawal RK, Alhasso A, et al. First results of the randomised UK FAST Trial of radiotherapy hypofractionation for treatment of early breast cancer (CRUKE/04/015). Radiother Oncol, 2011,100(1):93–100.

[21] Bentzen SM, Agrawal RK, Aird EG, et al. The UK Standardisation of Breast Radiotherapy (START) Trial B of radiotherapy hypofractionation for treatment of early breast cancer: a randomised trial. Lancet, 2008, 371 (9618):1098–1107.

[22] Smith BD, Bentzen SM, Correa CR, et al. Fractionation for whole breast irradiation: an American Society for Radiation Oncology (ASTRO) evidence-based guideline. Int J Radiat Oncol Biol Phys,2010.

[23] The Choosing Wisely campaign: American Society for Radiation Oncology 10 Things Physicians and Patients Should Question (n.d.) Retrieved April 7, from http://www. choosingwisely.org /wp-content/ uploads/2013/09/ASTRO–5things–List_092013.pdf.

[24] Vicini FA, Kestin LL, Goldstein NS. Defining the clinical target volume for patients with early-stage breast cancer treated with lumpectomy and accelerated partial breast irradiation: a pathologic analysis. Int J Radiat Oncol Biol Phys,2004, 60(3): 722–730.

[25] B Fisher, Anderson S. Conservative surgery for the management of invasive and noninvasive carcinoma of the breast: NSABP trials. National Surgical Adjuvant Breast and Bowel Project. World J Surg, 1994,18(1):63–69.

[26] Clark RM, McCulloch PB, Levine MN, et al. Randomized clinical trial to assess the effectiveness of breast irradiation following lumpectomy and axillary disection for node-negative breast cancer. J Natl Cancer Inst,1992, 84 (9): 683–689.

[27] Smith TE, Lee D, Turner BC, et al. True recurrence *vs.* new primary ipsilateral breast tumor relapse: an analysis of clinical and pathologic differences and their implications in natural history, prognoses, and therapeutic management. Int J Radiat Oncol Biol Phys, 2000,48(5): 1281–1289.

[28] Liljegren G, Holmberg L, Adami HO,et al. Sector resection with or without postoperative radiotherapy for stage I breast cancer: five-year results of a randomized trial. Uppsala-

Orebro Breast Cancer Study Group. J Natl Cancer Inst, 1994,86(9): 717-722.

[29] Veronesi U, Luini A, Del Vecchio M, et al. Radiotherapy after breast-preserving surgery in women with localized cancer of the breast. N Engl J Med,1993, 328(22): 1587-1591.

[30] Polgár C, Major T, Lövey K, et al. Hungarian experience on partial breast irradiation versus whole breast irradiation: 12-year results of a phase II trial and updated results of a randomized study. Brachytherapy, 2008,7:91-92[Abstract].

[31] Vicini FA, Horwitz EM, Lacerna MD, et al. Long-term outcome with interstitial brachytherapy in the management of patients with early-stage breast cancer treated with breast-conserving therapy. Int J Radiat Oncol Biol Phys, 1997,37(4):845-852.

[32] Vicini FA, Arthur DW. Breast brachytherapy: North American experience. Semin Radiat Oncol, 2005, 15(2): 108-115.

[33] Khan AJ, Arthur D, Vicini F, et al. Six-year analysis of treatment-related toxicities in patients treated with accelerated partial breast irradiation on the American Society of Breast Surgeons MammoSite Breast Brachytherapy Registry Trial. Ann Surg Oncol,2012, 19(5):1477-1483.

[34] Vicini F, Beitsch PD, Quiet CA, et al. Three-year analysis of treatment efficacy, cosmesis, and toxicity by the American Society of Breast Surgeons MammoSite Breast Brachytherapy Registry Trial in patients treated with accelerated partial breast irradiation (APBI). Cancer, 2008,112(4): 758-766.

[35] Vicini FA, Beitsch PD, Quiet CA, et al. First analysis of patient demographics, technical reproducibility, cosmesis, and early toxicity: results of the American Society of Breast Surgeons MammoSite breast brachytherapy trial. Cancer, 2005, 104 (6): 1138-1148.

[36] Vicini F, Winter K, Wong J, et al. Initial Efficacy Results of RTOG 0319: Three-Dimensional Conformal Radiation Therapy (3D-CRT) Confined to the Region of the Lumpectomy Cavity for Stage I / II Breast Carcinoma. Int J Radiat Oncol Biol Phys, 2010, 77(4): 1120-1127.

[37] Julian TB, JP C, FA V, et al. Early toxicity results with 3D conformal external beam (CEBT) from the NSABP B39/RTOG 0413 accelerated partial breast irradiation trial. J Clin Oncol, 2011,29:82s (suppl; abstr 1011).

[38] Olivotto IA, Whelan TJ, Parpia S, et al. Interim cosmetic and toxicity results from RAPID: a randomized trial of accelerated partial breast irradiation using three-dimensional conformal external beam radiation therapy. J Clin Oncol, 2013,31(32):4038-4045.

[39] Hepel JT, Tokita M, MacAusland SG, et al. Toxicity of three-dimensional conformal radiotherapy for accelerated partial breast irradiation. Int J Radiat Oncol Biol Phys, 2009, 75(5): 1290-1296.

[40] Jagsi R, Ben-David MA, Moran JM, et al. Unacceptable cosmesis in a protocol investigating intensitymodulated radiotherapy with active breathing control for accelerated partialbreast irradiation. Int J Radiat Oncol Biol Phys, 2010, 76(1): 71-78.

[41] Moran MS, Truong PT. Intraoperative accelerated partial breast irradiation: caution still warranted. Int J Radiat Oncol Biol Phys,2014, 89(3): 496-498.

[42] Veronesi U, Orecchia R, Maisonneuve P, et al. Intraoperative radiotherapy versus external radiotherapy for early breast cancer (ELIOT): a randomised controlled equivalence trial. Lancet Oncol,2013, 14(13): 1269–1277.

[43] Veronesi U, Orecchia R, Luini A, et al. Intraoperative radiotherapy during breast conserving surgery: a study on 1,822 cases treated with electrons. Breast Cancer Res Treat, 2010, 124(1): 141–151.

[44] Vaidya JS, Wenz F, Bulsara M, et al. Risk-adapted targeted intraoperative radiotherapy versus whole-breast radiotherapy for breast cancer: 5-year results for local control and overall survival from the TARGIT-A randomised trial. Lancet,2014,383(9917): 603–613.

[45] Smith BD, Arthur DW, Buchholz TA, et al. Accelerated partial breast irradiation consensus statement from the American Society for Radiation Oncology (ASTRO). J Am Coll Surg, 2009,209(2): 269–277.

[46] Correa C, Harris EE, Leonardi MC, et al. Accelerated partial breast irradiation: executive summary for the update of an ASTRO evidence-based consensus statement. Pract Radiat Oncol,2016.

[47] Moran MS, Schnitt SJ, Giuliano AE, et al. Society of surgical oncology-American society for radiation oncology consensus guideline on margins for breast-conserving surgery with whole-breast irradiation in stages I and II invasive breast cancer. J Clin Oncol, 2014.

[48] Hughes KS, Schnaper LA, Berry D, et al. Lumpectomy plus tamoxifen with or without irradiation in women 70 years of age or older with early breast cancer. N Engl J Med, 2004,351(10):971–977.

[49] Kunkler IH, Williams LJ, Jack WJL, et al. Breast-conserving surgery with or without irradiation in women aged 65 years or older with early breast cancer (PRIME II): a randomised controlled trial. Lancet Oncol,2015,16(3):266–273.

[50] Hughes KS, Schnaper LA, Bellon JR, et al. Lumpectomy plus tamoxifen with or without irradiation in women age 70 years or older with early breast cancer: long-term follow-up of CALGB 9343. J Clin Oncol, 2013,31(19):2382–2387.

[51] Blamey RW, Bates T, Chetty U, et al. Radiotherapyor tamoxifen after conserving surgery for breast cancers of excellent prognosis: British Association of Surgical Oncology (BASO) II trial. Eur J Cancer, 2013,49(10): 2294–2302.

[52] Gradishar WJ, Anderson BO, Balassanian R, et al. Invasive breast cancer version 1.2016, NCCN clinical practice guidelines in oncology. J Natl Compr Canc Netw, 2016,14(3): 324–354.

[53] Palta M, Palta P, Bhavsar NA, et al. The use of adjuvant radiotherapy in elderly patients with early-stage breast cancer: changes in practice patterns after publication of Cancer and Leukemia Group B 9343. Cancer, 2015,121(2): 188–193.

[54] Morrow M, Van Zee KJ, Solin LJ, et al. Society of surgical oncology-American society for radiation oncology-American Society of clinical oncology consensus guideline on margins for breast-conserving surgery with whole-breast irradiation in ductal carcinoma in situ. Ann Surg Oncol,2016.

[55] Wä rnberg F, Garmo H, Emdin S, et al. Effect of radiotherapy after breast-conserving surgery for ductal carcinoma in situ: 20 years follow-up in the randomized SweDCIS trial. J Clin Oncol,2014, 32(32): 3613–3618.

[56] Donker M, Liti è re S, Werutsky G, et al. Breast-conserving treatment with or without radiotherapy in ductal carcinoma in situ: 15-year recurrence rates and outcome after a recurrence, from the EORTC 10853 randomized phase III trial. J Clin Oncol,2013.

[57] Cuzick J, Sestak I, Pinder SE, et al. Effect of tamoxifen and radiotherapy in women with locally excised ductal carcinoma in situ: long-term results from the UK/ANZ DCIS trial. Lancet Oncol, 2011,12(1): 21–29.

[58] Wapnir I, Dignam J, Fisher B, et al. Long-term outcomes of invasive ipsilateral breast tumor recurrences after lumpectomy in NSABP B–17 and B–24 randomized clinical trials for DCIS. J Natl Cancer Inst,2011, 103(6):478–488.

[59] Moran MS. Ductal Carcinoma in situ and relevant end points for omission of standard treatments: are we there yet? ASCO Post 2015;Dec 25, 2015. http://www.ascopost.com/ issues/december-25–2015/ductal-carcinoma-in-situ-and-relevant-endpoints-for-omission-of-standard-treatments-are-we-there-yet/.

[60] McCormick B, Winter K, Hudis C, et al. RTOG 9804: a prospective randomized trial for good-risk ductal carcinoma in situ comparing radiotherapy with observation. J Clin Oncol,2015.

[61] Wong JS, Kaelin CM, Troyan SL, et al. Prospective study of wide excision alone for ductal carcinoma in situ of the breast. J Clin Oncol, 2006,24 (7): 1031–1036.

[62] Wong JS, Chen YH, Gadd MA, et al. Eight-year update of a prospective study of wide excision alone for small low-or intermediate-grade ductal carcinoma in situ (DCIS). Breast Cancer Res Treat, 2014, 143(2):343–350.

[63] Hughes LL, Wang M, Page DL, et al. Local excision alone without irradiation for ductal carcinoma in situ of the breast: a trial of the Eastern Cooperative Oncology Group. J Clin Oncol,2009,27(32): 5319–5324.

[64] Solin LJ, Gray R, Hughes LL, et al. Surgical excision without radiation for ductal carcinoma in situ of the breast: 12-year results from the ECOG-ACRIN E5194 study. J Clin Oncol,2015.

[65] Rakovitch E, Nofech-Mozes S, Hanna W, et al. A population-based validation study of the DCIS Score predicting recurrence risk in individuals treated by breast-conserving surgery alone. Breast Cancer Res Treat, 2015,152 (2): 389–398.

[66] Rudloff U, Jacks LM, Goldberg JI, et al. Nomogram for predicting the risk of local recurrence after breast-conserving surgery for ductal carcinoma in situ. J Clin Oncol,2010, 28(23): 3762–3769.

[67] EBCTCG. Overview of the randomized trials of radiotherapy in ductal carcinoma in situ of the breast. JNCI Monogr, 2010,41: 162–177.

[68] Elshof LE, Tryfonidis K, Slaets L, et al. Feasibility of a prospective, randomised, open-label, international multicentre, phase III, non-inferiority trial to assess the safety of active

surveillance for low risk ductal carcinoma in situ—the LORD study. Eur J Cancer, 2015, 51(12): 1497–1510.

[69] Francis A, Thomas J, Fallowfield L, et al. Addressing overtreatment of screen detected DCIS; the LORIS trial. Eur J Cancer, 2015, 51 (16): 2296–2303.

[70] Ragaz J, Jackson SM, Le N, et al. Adjuvant radiotherapy and chemotherapy in node-positive premenopausal women with breast cancer. N Engl J Med, 1997, 337(14): 956–962.

[71] Overgaard M, Hansen PS, Overgaard J, et al. Postoperative radiotherapy in high-risk premenopausal women with breast cancer who receive adjuvant chemotherapy. Danish Breast Cancer Cooperative Group 82b Trial. N Engl J Med,1997, 337(14):949–955.

[72] Overgaard M, Jensen MB, Overgaard J, et al. Postoperative radiotherapy in high–risk postmenopausal breast–cancer patients given adjuvant tamoxifen: Danish Breast Cancer Cooperative Group DBCG 82c randomised trial. Lancet,1999,353(9165): 1641–1648.

[73] Group EBCTC. Effects of radiotherapy and surgery in early breast cancer—an overview of the randomized trials. N Engl J Med,1995, 333(22): 1444–1456.

[74] Early Breast Cancer Trialists' Collaborative. G. Favourable and unfavourable effects on long-term survival of radiotherapy for early breast cancer: an overview of the randomised trials. Lancet, 2000,355(9217): 1757–1770.

[75] Recht A, Edge SB, Solin LJ, et al. Postmastectomy radiotherapy: clinical practice guidelines of the american society of clinical oncology. J Clin Oncol, 2001, 19(5): 1539–1569.

[76] Carlson RW, McCormick B. Update: NCCN breast cancer clinical practice guidelines. J Natl Compr Cancer Netw JNCCN, 2005, 3(Suppl 1): S7–S11.

[77] EBCTCG. Effect of radiotherapy after mastectomy and axillary surgery on 10–year recurrence and 20–year breast cancer mortality: meta-analysis of individual patient data for 8135 women in 22 randomised trials. Lancet,2014.

[78] Recht A, Comen EA, Fine RE, et al. Postmastectomy radiotherapy: an american society of clinical oncology, American Society for Radiation Oncology, and Society of Surgical Oncology Focused Guideline Update. J Clin Oncol,2016.

[79] Louis–Sylvestre C, Clough K, Asselain B, et al. Axillary treatment in conservative management of operable breast cancer: dissection or radiotherapy? results of a randomized study with 15 years of follow-up. J Clin Oncol, 2004,22(1): 97–101.

[80] Giuliano AE, Hunt KK, Ballman KV, et al. Axillary dissection vs no axillary dissection in women with invasive breast cancer and sentinel node metastasis: a randomized clinical trial. JAMA, 2011,305(6): 569–575.

[81] Jagsi R, Chadha M, Moni J, et al. Radiation field design in the ACOSOG Z0011 (Alliance) trial. J Clin Oncol,2014.

[82] Giuliano Aea. Ten-year survival results of ACOSOG Z0011: a randomized trial of axillary node dissection in women with clinical T1–2 N0 M0 breast cancer who have a positive sentinel node (Alliance). J Clin Oncol 34 (suppl; abstr 1007), 2016.

[83] Donker M, van Tienhoven G, Straver ME, et al. Radiotherapy or surgery of the axilla after a positive sentinel node in breast cancer (EORTC 10981–22023 AMAROS): a randomised, multicentre, open-label, phase 3 non-inferiority trial. Lancet Oncol,2014, 15(12): 1303–1310.

[84] Poortmans PM, Collette S, Kirkove C, et al. Internal mammary and medial supraclavicular irradiation in breast cancer. N Engl J Med, 2015,373(4):317–327.

[85] Whelan TJ, Olivotto IA, Parulekar WR, et al. Regional nodal irradiation in early-stage breast cancer. N Engl J Med,2015,373(4): 307–316.

[86] Budach W, Bolke E, Kammers K, et al. Adjuvant radiation therapy of regional lymph nodes in breast cancer—a meta–analysis of randomized trials—an update. Radiat Oncol, 2015, 10:258.

[87] Hennequin C, Bossard N, Servagi-Vernat S, et al. Ten-year survival results of a randomized trial of irradiation of internal mammary nodes after mastectomy. Int J Radiat Oncol Biol Phys, 2013,86(5): 860–866.

[88] Thorsen LB, Offersen BV, Dano H, et al. DBCG-IMN: a population-based cohort study on the effect of internal mammary node irradiation in early node-positive breast cancer. J Clin Oncol, 2016,34(4): 314–320.

[89] Galimberti V, Cole BF, Zurrida S, et al. IBCSG 23–01 randomised controlled trial comparing axillary dissection versus no axillary dissection in patients with sentinel node micrometastases. Lancet Oncol, 2013, 14(4):297–305.

[90] Clarke M, Collins R, Darby S, et al. Effects of radiotherapy and of differences in the extent of surgery for early breast cancer on local recurrence and 15–year survival: an overview of the randomised trials. Lancet, 2005, 366(9503):2087–2106.

[91] Hall EJ, Giaccia AJ. Radiobiology for the radiologist (edition 7E, 2012). 6th edn. Philadelphia: Lippincott Williams & Wilkins, 2012: 546.

[92] Bentzen SM, Turesson I, Thames HD. Fractionation sensitivity and latency of telangiectasia after postmastectomy radiotherapy: a graded-response analysis. Radiother Oncol, 1990,18:95–106.

[93] Porock D, Kristjanson L, Nikoletti S, et al. Predicting the severity of radiation skin reactions in women with breast cancer. Oncol Nurs Forum,1998,25(6):1019–1029.

[94] Iannuzzi CM, Atencio DP, Green S, et al. ATM mutations in female breast cancer patients predict for an increase in radiation-induced late effects. Int J Radiat Oncol Biol Phys, 2002,52(3):606–613.

[95] Barnett GC, Wilkinson JS, Moody AM, et al. The Cambridge breast intensity-modulated radiotherapy trial: patient-and treatment-related factors that influence late toxicity. Clin Oncol, 2011,23(10):662–673.

[96] Pignol JP, Olivotto I, Rakovitch E, et al. A multicenter randomized trial of breast intensitymodulated radiation therapy to reduce acute radiation dermatitis. J Clin Oncol,2008, 26(13):2085–2092.

[97] Mukesh MB, Barnett GC, Wilkinson JS, et al. Randomized controlled trial of intensity-

modulated radiotherapy for early breast cancer: 5-year results confirm superior overall cosmesis. J Clin Oncol, 2013, 31(36):4488-4495.

[98] Moran MS, Haffty BG. Radiation techniques and toxicities for locally advanced breast cancer. Semin Radiat Oncol, 2009,19(4): 244-255.

[99] Hall EJ, Wuu CS. Radiation-induced second cancers: the impact of 3D-CRT and IMRT. Int J Radiat Oncol Biol Phys,2003, 56(1): 83-88.

[100] Lin LL, Vennarini S, Dimofte A, et al. Proton beam versus photon beam dose to the heart and left anterior descending artery for left-sided breast cancer. Acta Oncol,2015, 54(7): 1032-1039.

[101] Smith BD, Pan IW, Shih YC, et al. Adoption of intensity-modulated radiation therapy for breast cancer in the United States. J Natl Cancer Inst, 2011,103(10): 798-809.

[102] Kurtz JM, Spitalier JM. Local recurrence after breast-conserving surgery and radiotherapy: what have we learned? Int J Radiat Oncol Biol Phys, 1990,19(4): 1087-1089.

[103] Cammarota F, Giugliano FM, Iadanza L, et al. Hypofractionated breast cancer radiotherapy. Helical tomotherapy in supine position or classic 3D-conformal radiotherapy in prone position: which is better? Anticancer Res,2014,34 (3): 1233-1238.

[104] Goodman KA, Hong L, Wagman R, et al. Dosimetric analysis of a simplified intensity modulation technique for prone breast radiotherapy. Int J Radiat Oncol Biol Phys, 2004, 60(1): 95-102.

[105] Formenti SC, DeWyngaert JK, Jozsef G, et al. Prone vs supine positioning for breast cancer radiotherapy. JAMA,2012, 308(9): 861-863.

[106] Raj KA, Evans ES, Prosnitz RG, et al. Is there an increased risk of local recurrence under the heart block in patients with left-sided breast cancer? Cancer J, 2006, 12(4): 309-317.

[107] Lu HM, Cash E, Chen MH, et al. Reductionofcardiac volume in left-breast treatment fields by respiratory maneuvers: a CT study. Int J Radiat Oncol Biol Phys, 2000,47(4): 895-904.

[108] Korreman SS, Pedersen AN, Nottrup TJ, et al. Breathing adapted radiotherapy for breast cancer: comparison of free breathing gating with the breath-hold technique. Radiother Oncol J Euro Soc Ther Radiol Oncol, 2005, 76(3): 311-318.

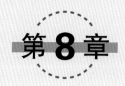

乳腺癌管理中的多基因面板检测

Christos Fountzilas, Virginia G. Kaklamani

C. Fountzilas · V. G. Kaklamani (✉)
Cancer Therapy and Research Center, University of Texas Health Science
Center San Antonio, 7979 Wurzbach Road, San Antonio, TX 78229, USA
e-mail: kaklamani@uthscsa.edu

© Springer International Publishing AG 2018
W. J. Gradishar (ed.), *Optimizing Breast Cancer Management*, Cancer Treatment
and Research 173, https://doi.org/10.1007/978-3-319-70197-4_8

摘要：遗传易感性约占所有乳腺癌的 10%，并且主要与编码 DNA 同源重组修复蛋白质的高外显率基因的遗传突变相关（*BRCA*1，*BRCA*2）。随着 DNA 二代测序大规模的出现，能够以较短的时间和较低的成本同时分析多个相关基因。多基因面板检测的临床有效性和实用性正在得到更好的优化，因为从多项大型癌症基因检测研究中收集了更多关于中度外显率基因的数据。本章我们将对乳腺癌的基因检测进行详细的介绍，并简要介绍如何通过已获得的信息进行临床决策。

关键词：遗传性乳腺癌综合征；*BRAC*1、*BRAC*2；有害突变基因面板检测；外显率；预防

8.1 引 言

目前研究发现约 10% 的乳腺癌病例存在遗传易感性[1]。大多数遗传性乳腺癌病例与 *BRCA*1、*BRCA*2、*PTEN*、*CDH*1、*STK*11 和 *P*53 等高外显率基因的遗传突变有关[2]，并且遵循常染色体显性遗传模式。

遗传性乳腺癌和卵巢癌中最常见的突变基因是 *BRCA*1（位于染色体 17q21）和 *BRCA*2（位于染色体 13q12.3），它们编码参与 DNA 修复同源重组修复过程的关键蛋白[3,4]。*BRCA*1 和 *BRCA*2 基因有害突变的概率在一般人群中为 1/（400~800）[5,6]，其突变频率取决于患者的年龄和种族，随着年龄的增长，频率逐渐降低，德系犹太血统患者的突变频率较高[6-8]。研究已发现每种基因有超过 1 000 种突变，主要是移码突变，插入突变和无义突变导致功能失调的截短体蛋白[3]。每种突变的频率各不相同，但已发现建立者突变（founder mutations），例如，*BRCA*1 突变 185delAG 和 5382InsC，以及 *BRCA*2 突变 6174delT 是在德系犹太人中反复发生的遗传改变[9-11]。*BRCA*1 和 *BRCA*2 基因突变携带者患乳腺癌的终身风险分别为 60%~70% 和 50%~75%，卵巢癌风险分别为 40%~60% 和 18%~65%[12-15]。与 *BRCA*1 遗传突变相关的乳腺癌病例中约 2/3 具有三阴性表型，而在 *BRCA*2 遗传突变病例中这一概率

仅为 16%[16]。存在 *BRCA1/BRCA2* 遗传突变的乳腺癌患者患其他恶性肿瘤的风险也会增加，如卵巢癌、胰腺癌、前列腺癌和黑色素瘤[2]。

其他非常罕见的高外显率基因包括 *P53*（Li-Fraumeni 综合征）[17]，*PTEN*（Cowden 综合征）[18]，*STK11*（Peutz-Jeghers 综合征）[19] 和 *CDH1*（遗传性弥漫性胃癌综合征）。这些综合征的个体发病率约为 1/280 000[2]。Li-Fraumeni 综合征患者罹患侵袭性癌的风险在 30 岁时约为 50%，在 70 岁时约为 90%[20]，虽然临床上多见肉瘤、乳腺癌、肾上腺皮质癌、脑癌和白血病，但实际上任何恶性肿瘤都可能发生[2]。Cowden 综合征患者罹患乳腺癌的终身风险高达 50%，甲状腺癌风险高达 10%，皮肤病变和肠道错构瘤也较常见[2]。Peutz-Jeghers 综合征患者最常发生的是胃肠道恶性肿瘤，65 岁时罹患乳腺癌的风险为 54%[2]。遗传性弥漫性胃癌综合征患者罹患乳腺小叶癌的风险为 39%，弥漫性胃癌的风险超过 67%[21]。

除了高外显率基因的突变外，中等程度的突变（RR 为 2~4）和低外显率基因的突变（RR<2）也已得到鉴定[22]。一般而言，*CHEK2* 和 *ATM* 等中度外显率基因的突变更常见于女性乳腺癌，但乳腺癌风险增加并不显著（RR<3）[23]。高外显率基因的突变频率较低，但归因风险较高[22]。迄今为止发现的基因突变可以解释大约 20% 的乳腺癌常见风险[24]。

鉴别携带导致乳腺癌和其他恶性肿瘤风险升高相关的基因突变的个体和家庭至关重要，因为可能会对其疾病管理和预防策略产生影响。例如，预防性卵巢切除术可以降低 *BRCA1/BRCA2* 突变基因携带者的乳腺癌和卵巢癌死亡率[25]。此外，使用 MRI 筛查可以早期发现乳腺癌[26,27]。

8.2 二代测序（NGS）下的多基因面板检测

如今，众多二代 DNA 测序技术的出现极大地提高了在短时间内以合理的成本检测胚系突变和体细胞突变的能力，并逐步取代 Sanger 测序法。在美国最高法院确认 *BRCA1/BRCA2* 专利无效之后[28]，已有大量公司向临床提供基因检测，每个 panel 涵盖 100 多个基因。

我们应该像评估其他诊断性测试方法一样评估多基因检测分析的有效性（例如检测特定突变存在与否的准确性）和临床有效性（例如分离高风险癌症患者的能力），更重要的是临床效用（例如指导不同患者或受试者的临床决策能力），以及其伦理、法律和社会影响[29]。

8.2.1 分析的有效性

使用 NGS 技术的多基因检测与传统的 Sanger 测序法以及多重连接依赖性探针扩增（multiplex ligation-dependent probe amplification, MLPA）相比，具有较高的分析一致性（接近 100%）[30]，临床医生能够将 NGS 技术的多基因检测结果直接用于临床决策。

8.2.2 临床有效性

基因检测结果提供了一系列遗传性乳腺癌或其他癌症风险，而不是"是否存在乳腺癌遗传易感性"的肯定或否定的结果。被检测的个体可能发现具有一种明确的遗传性癌症综合征或遗传改变，预示其风险可能与乳腺的其他良性或癌前病变相当，如非典型导管增生（atypical ductal hyperplasia, ADH），小叶原位癌（LCIS），或无法定义的风险，因为大约 50% 的已知乳腺癌综合征患者具有无法解释的遗传倾向[31]。

与乳腺癌风险增加相关的大多数基因编码参与 DNA 修复过程的蛋白质[32]。乳腺癌易感基因的大多数致病突变是移码突变、插入突变和无义突变导致功能失调的截短体蛋白[32]。

并非所有 BRCA1 或 BRCA2 基因变异都会增加乳腺癌的遗传风险。国际癌症研究机构（International Agency for Research on Cancer, IARC）5-tier 系统使用多因素概率模型（表 8.1），基于致病性后验概率对变量进行分类，旨在帮助区分高风险（相当于蛋白 - 截断变异）、低风险或无风险变异[33]。ENIGMA（Evidence-based Network for the Interpretation of Germline Mutant Alleles）联合基因变异分类标准结合了 IARC 分类[33]，ENIGMA 系统用于解释可能的剪接作用变异和剪接改变[34]，以及由 InSIGHT 和美国遗传与基因组学会（American College of Genetics and Genomics，ACMG）开发的基因变异的一般要素（表 8.2）[35,36]。多因素模型可以包含流行病学参数、观测参数和临床参数（例如谱系中变异的共分离，癌症的个人史和家族史，肿瘤特征和组织学分级，以及与已知致病突变共同发生的突变），计算机分析数据（物种内的氨基酸保守性，氨基酸理化性质的变化），剪接的预测，蛋白水平的功能数据[37-46]。如果变异概率 >99%，则归类为致病；如果变异概率为 95%~99%，则可能致病；如果变异概率为 5%~94%，则为不确定（variant of uncertain significance，VUS）；如果变异概率为 0.1%~4.9%，则为致病可能性极低或临床显著性较低；如果变异概率 < 0.1%，则为不致病或无临床显著性。与致病变异相反，VUS 在大多数情况下是错义的，为框内缺失或插入和内含子突变[32]；大多数致病性 *BRCA1* 错义突变位于蛋白结构的 DNA 修复活性（RING 和 BRCT）关键区域，而大多数 *BRCA2* 致病性错义突变位于蛋白结构的 DNA 结合区域中[31,47]，但仅在关键区域内存在错义突变时该基因不会增加风险。例如，与标准 *BRCA1* 外显率相比，*BRCA1* BRCT 结构域中 p.Arg1699Gln（R1699Q）错义突变与普通人群相比增加了风险，但与标准 *BRCA1* 外显率相比，风险就比较低（70 岁时，风险率为 24% *vs.* 65%）[14,48]。即使对于截短变异体，乳腺癌的风险也不均匀，这取决于基因改变的内部位置[49]。截短变异体 *BRCA2* rs11571833 仅适度增加风险 [OR=1.39；95% CI（1.13，1.71）；$P=0.0016$][50]。此外，*BRCA* 突变携带者的乳腺癌患病风险似乎受到低外显率基因中的单核苷酸多态性（single nucleotide polymorphism，SNP）的调节[51,52]。

基于人群的前瞻性研究发现，在已知 *BRCA* 突变携带者的相关特定

表 8.1 IARC 5 级分类系统[33]

等级	致病率
5：致病	>99%
4：可能致病	95%~99%
3：不确定	5%~94.9%
2：致病可能性很小或临床显著性较低	0.1%~4.9%
1：无致病性或无临床显著性	<0.1%

IARC：International Agency for Cancer Research，国际癌症研究机构

表 8.2　ENIGMA 联合基因变异分级标准 [33-36]

等级	标准
5 级：致病	· 多因素可能性分析的致病后验概率 >0.99 · 编码提前终止密码子的序列变异，即预测干扰临床重要功能域表达的无义或移码突变 · 变异的等位基因仅产生导致提前终止密码子的转录物，或预测破坏临床重要结构域的框内缺失，如通过评估等位基因特异性转录物表达患者生殖组织的 RNA 确定 · 拷贝数的删除去除了跨越临床重要功能域的外显子或证明导致预测抑制临床重要功能域表达的移码突变 · 拷贝数的扩增证明导致预测中断临床重要功能域表达的移码改变
4 级：可能致病	· 多因素可能性分析的致病后验概率范围为 0.95~0.99 · 当相邻的内含子序列不是 GTRRGT 时，IVS ± 1、IVS ± 2 或 G> 非 G 的变异是未通过患者血样评估等位基因特异性转录物的 RNA 检测的剪接变异体，不是预测天然存在的可以拯救基因功能的框内 RNA 亚型 · 编码与上述 5 类具有不同潜在核苷酸变化的致病性错义突变相同氨基酸变化的变异体，位于已知临床重要的功能性蛋白结构域中，对患者 RNA 的 mRNA 测定，没有来自体外的 mRNA 畸变（剪接或表达）的证据，并且远系对照参考组不存在变异体 · 一个小的框内缺失变异体，去除上述第 5 类错义替代的密码子，位于已知临床重要功能的蛋白结构域中，并且远系对照参考组不存在变异体
3 级：不确定	· 多因素可能性分析的致病后验概率范围为 0.05~0.949 · 没有足够的证据对变异进行分类 · 变量位于特定位置，除非有其他证据证实进入另一个等级 · 变异性与致病性证据相矛盾
2 级：致病概率极低或临床显著性较低	· 多因素可能性分析的致病后验概率范围为 0.001~0.049 · 外显子变异体，其编码与上述第 1 类相同的氨基酸变化，而非具有不同潜在的核苷酸变化的致病性错义变异体，并且没有来自体外 mRNA 测定的 mRNA 畸变的证据

ENIGMA：Evidence-based Network for the Interpretation of Germline Mutant Alleles

等级	标准
1级： 无致病性或无临床显著性	·多因素可能性分析的致病后验概率为 <0.001 ·变异，在大型远系对照参照组中报告的频率为 ≥ 1% ·错义编码的外显子变异体，或者在非进货保守区域小的框内变异，或同义替换，或内含变异 ·存在对剪接影响的生物信息学预测 ·实验室检测中没有相关的变异特异性 mRNA 畸变 ·或者变异与反式已知致病序列变体共同发生在同一基因中，除了 BRCA 相关癌症外没有明显的额外临床表型 ·错义编码的外显子变异体，或在非进货保守区域小的框内变异、同义替换或内含变异 ·没有改变剪接的生物信息学预测 ·变异与反式已知致病序列变体共同发生在除 BRCA 相关的癌症外没有明显额外临床表型个体的同一基因中

突变阴性亲属中，乳腺癌风险与一般人群相比没有显著差异，风险比范围为 0.39~2.9[53-56]。

在 Li-Fraumeni 综合征患者中，p53 蛋白截短和错义变异风险似乎增加[57,58]。乳腺癌标准化发病率（standardized incidence ratio，SIR）在 P53 突变携带者中为 105.1[95%CI（55.9，179.8）]，在 PTEN 突变携带者中为 25.4[95% CI（19.8，32.0）][59]。乳腺癌（尤其是小叶癌亚型）的相对危险度为 6.6，略高于截短型 CDH1 患者高外显率特征的临界值[21]和 6 例 Peutz-Jeghers 综合征患者高外显率特征[60]。

PALB2（partner and localizer of BRCA2）是编码 BRCA1 和 BRCA2 相互作用蛋白的基因，对其发挥重要功能非常有必要。关于 PALB2 是否是高外显率基因一直存在争议。一些研究预测其杂合子的乳腺癌风险小于 4[61,62]，而芬兰和澳大利亚人口中变异的 c.1592delT 的乳腺癌风险增加 14 倍 [95% CI（6.6，31.2）][63]，变异的 c.3113G> A 的乳腺癌风险增加 30 倍 [95% CI（7.5，120）][64]。在 Antoniou 等的涵盖多个国家人群的研究中，PALB2 突变携带者对乳腺癌的相对风险（RR）为 9.47[95% CI（7.16，12.57）][65]。检测到的最常见突变是 c.1592del 和 c.3113G>A。Couch 等[23]在 2016 年圣安东尼奥乳腺癌研讨会上报告了遗传性癌症基因检测计划中近 40 000 例乳腺癌患者的种系测试结果，大多数患者是高加索人，年龄在 40~65 岁，在 0.40% 的人群中检测到 *PALB*2 突变。在这项研究中，致病性 *PALB*2 携带者的乳腺癌发生率增加了几倍，这一结果可能证实 *PALB*2 是一种高外显率基因。

ATM（ataxia-telangiectasia mutated）基因编码 DNA 损伤信号蛋白，被认为是中度外显率基因。在 Couch 等的研究中，乳腺癌发病的优势比（OR）为 2.83[95% CI（2.23,3.64）][23]。与高外显率基因一样，如果中度外显率基因在物种内高度保守，且处于蛋白质关键功能编码区，则其错义突变更可能与乳腺癌相关风险增加有关[66]，一个例外是错义突变的 ATM c.7271T> G，一种与乳腺癌相对风险有关的变异引发的乳腺癌发病 OR>4[67,68]，相当于高外显率基因的变异。重要的是，与截短变异相比，乳腺癌发病风险增加了 2 倍[69]。

细胞周期激酶 2（cell cycle kinase 2，CHEK2）参与 DNA 损伤信号转导。*CHEK*2 是一种中度外显率基因。与非携带者相比，截短变体杂合子的乳腺癌发生率约高 2.29 倍[23]。对于错义的 *CHEK*2 *I157T* 突变，RR<2，这与低外显率基因的风险相当[70]。与杂合子相比，c.1100delC *CHEK*2 变体的个体纯合子似乎具有更高的乳腺癌风险（OR 为 2.7 *vs.* 3.4）[71]。

最近，*BARD*1、*RAD51D* 和 *MSH*6 被鉴定为中度外显率基因。在 Couch 等的研究中，每个基因的致病突变频率小于 0.10%[23]。*BRCA*1 相关的 RING 结构域 1（BARD1）和 RAD51D 是 DNA 同源重组修复的重要部分。由于 BARD1 可以稳定 *BRCA*1，所以其表达是必不可少的[72]。*BARD*1 突变使乳腺癌的风险增加 2~3 倍 [95% CI（1.29，3.73）][23]。RAD51D 是 RAD51 重组酶旁系同源物之一，被认为是一种低外显率乳腺癌基因[73]，在 Couch 等的研究中发现乳腺癌风险较高 [OR=3.07；95% CI（1.17，9.44）][23]。*MSH*6 基因编码参与错配 DNA 修复的关键蛋白，主要与结直肠癌（遗传性非息肉病性结肠癌）的风险增加相关[74]，Couch 等的研究发现，乳腺癌的患病风险适度增加[23]。最后，如果存在显著的乳腺癌家族史，也可以改变中度外显率基因阴性携带者的患病风险[65,75,76]。

8.2.3 临床实用性

检测乳腺癌易感基因中的胚系突变可能影响患者的个体治疗方案（治疗或三级预防）或未受影响的亲属的初级或二级预防咨询。目前对干预的门槛没有明确界定。乳腺癌累积终生风险预测方法的使用目前仍有局限，主要是由于定义或计算方法不一致（乳腺癌患病风险与基于个体年龄的剩余乳腺癌风险）[77]。在共同决策或咨询中，采用诸如5年乳腺癌风险等短期风险预测可能更加合适，当5年乳腺癌风险超过美国人群的一般风险（5年内风险为1%），或一般人群的发病风险处于最高值时（70~80岁的女性5年内风险为2%），干预似乎是合理的[77]。目前 NCCN 提供的关于一级预防的建议，以及对有害突变携带者的乳腺癌早期检测见表8.3 [78]。

8.2.3.1 高外显率基因

一级预防

一些研究已经证实降低风险的乳房切除术（risk-reducing mastectomy，RRM）和降低风险的输卵管卵巢切除术（risk-reducing salpingo-oophorectomy，RRSO）可以显著降低 *BRCA*1 或 *BRCA*2 携带者的乳腺癌或卵巢癌风险。来自 PROSE（Prevention and Observation of Surgical Endpoints）联盟的前瞻性非随机数据显示，当 *BRCA*1 或 *BRCA*2 携带者行 RRM（0 *vs.* 7%），以及当 *BRCA*1 或 *BRCA*2 携带者行 RRSO（无乳腺癌既往病史：11% *vs.* 21%，HR=0.54；没有证据表明先前诊断为乳腺癌的患者风险降低）时，患者的乳腺癌发病率会显著下降[25]。*BRCA*1 或 *BRCA*2 携带者行 RRSO 后，卵巢癌的发病率显著下降（无乳腺癌既往病史者为72%，有乳腺癌既往病史者为85%）。更重要的是，RRSO 可显著提高术前诊断为乳腺癌和无乳腺癌个体的 OS，两者的 HR 分别为 0.45 和 0.30，并降低了乳腺癌（HR=0.44）和卵巢癌的特异性死亡率（HR=0.24）[25]。

关于预防性乳房切除术对 Cowden 和 Li-Fraumeni 综合征患者的作用的前瞻性研究数据目前未见报道，但建议临床医生应先与筛查出有害突变阳性的个体讨论后，再做出决策[78]。

表 8.3 NCCN 对有害基因突变携带者的建议摘要

基因	乳腺癌风险	卵巢癌风险	其他恶性肿瘤	降低乳腺癌或卵巢癌风险的建议
ATM[a]	增加	未增加	未知/前列腺癌或胰腺癌证据不足	· 一年一次的乳腺 X 线筛查，或考虑从 40 岁开始乳房 MRI 筛查，一年一次 · 基于家庭史考虑 RRM
BRAC1	增加	增加	前列腺癌	· 乳腺 X 线筛查从 30 岁开始，一年一次，或乳房 MRI 筛查从 25 岁开始，一年一次 · 考虑 RRM · 推荐在 35~40 时行 RRSO
BRAC2	增加	增加	前列腺癌，胰腺癌，黑色素瘤	· 乳腺 X 线筛查从 30 岁开始，一年一次，或乳房 MRI 筛查从开始 25 岁开始一年一次 · 考虑 RRM · 推荐在 35~40 岁时行 RRSO（年龄可以适当延长至 40~45 岁）
BRIP1	未增加	增加	N/A	· 在 45~50 岁时考虑 RRSO
CDH1	增加	未增加	弥散型胃癌	· 乳腺 X 线筛查，一年一次，或考虑从 30 岁开始乳房 MRI 筛查，一年一次 · 基于家族史考虑 RRM
CHEK2[b]	增加	未增加	结肠癌	· 乳腺 X 线筛查，一年一次，或考虑从 40 岁开始乳房 MRI 筛查，一年一次 · 基于家族史考虑 RRM
MSH6	未知/证据不足	未增加	结直肠癌，子宫内膜癌	· 基于家族史行乳腺癌管理

N/A：不可用；RRM：降低风险的乳房切除术；RRSO：降低风险的输卵管卵巢切除术[78]

a：与截短突变相比，错义变异 c.7271T>G 的风险更高；b：风险主要因编码突变而增加；c：数据主要存在于 657del5 Slavic 截短突变

（续表 8.3）

基因	乳腺癌风险	卵巢癌风险	其他恶性肿瘤	降低乳腺癌或卵巢癌风险的建议
NBN[c]	增加	未知/证据不足	未知/证据不足	· 乳腺 X 线筛查，一年一次，或考虑从 40 岁开始乳房 MRI 筛查，一年一次 · 基于家族史考虑 RRM
NF1	增加	未增加	胃肠道间质瘤，亚性外周神经鞘瘤	· 从 30 岁开始乳腺 X 线筛查，一年一次，或考虑从 30~50 岁开始乳房 MRI 筛查，一年一次 · 基于家族史考虑 RRM
PALB2	增加	未知	未知	· 乳腺 X 线筛查，一年一次，或考虑从 30 岁开始乳房 MRI 筛查，一年一次 · 基于家族史考虑 RRM
PTEN	增加	未增加	甲状腺癌，子宫内膜癌	· 乳腺 X 线筛查，一年一次，或考虑从 30~35 岁开始乳房 MRI 筛查，一年一次 · 考虑 RRM
RAD51C	未知	增加	N/A	· 在 45~50 岁时考虑 RRSO
PAD51D	未知	增加	N/A	· 在 45~50 岁时考虑 RRSO
STK11	增加	增加（非上皮性）	结直肠癌	· 乳腺 X 线筛查，一年一次，或考虑从 25 岁开始乳房 MRI 筛查，一年一次
P53	增加	未增加	肾上腺皮质癌，白血病，脑肿瘤，软组织肉瘤	· 从 30 岁开始乳腺 X 线筛查，一年一次，或考虑从 20~29 岁开始乳房 MRI 筛查，一年一次 · 考虑 RRM

早期检测

单独乳腺 X 线筛查除了检测分期较高的高风险乳腺癌外，被认为具有不可接受的间隔乳腺癌发生率[79]。Passaperuma 等采用包含一年一次的乳腺对比增强 MRI、乳腺超声和乳腺 X 线检查，以及每半年一次的临床乳腺检查的筛查方案发现间隔乳腺癌的发生率为 2%（*BRCA1* 携带者为 3%）[80]。30 岁前未诊断出乳腺癌的个体，此后的检出率随着年龄的增加而升高。MRI 的灵敏度较高（86% *vs.* 19%），并随个体年龄的增长检出率也逐渐增加。乳腺 X 线的特异性检出率也较高（97% *vs.* 90%）。实施该策略的情况下，每年乳腺癌特异性死亡率为 0.5%。在对 *BRCA1* 或 *BRCA2* 突变携带者的非随机前瞻性研究中，筛查策略包括乳腺 MRI 和乳腺 X 线（与北美未经乳房 MRI 筛查的 *BRCA1* 或 *BRCA2* 突变携带人群进行对比），非浸润性和浸润性乳腺癌的累积发生率在行 MRI 筛查和未筛查的个体之间大致相当（5.1% *vs.* 1.6%，*P*=0.63；10.6% *vs.* 12.2%，*P*=0.7），同时注意到阶段迁移[27]。MRI 筛查使 Ⅱ ~ Ⅳ 期乳腺癌发生率降低 70%。荷兰非随机前瞻性 MRI 筛查研究（MRISC）的结果也证实了阶段迁移和无转移生存显著改善，但未发现 OS 改善的差异[81]。迄今为止，尚无前瞻性数据支持 *BRCA1* 或 *BRCA2* 突变携带者行 MRI 筛查的 OS 获益，但像 MISCAN 这样的微观模拟模型预测死亡率会大幅下降[82]。美国癌症协会（ACS）建议将一年一次的 MRI 检测作为 *BRCA1* 或 *BRCA2* 突变携带者的乳腺 X 线筛查的辅助手段[83]，该建议得到了 NCCN 与 NICE（Health and Care Excellence）的认可。

目前尚无对其他高外显率基因相关综合征加强筛查的高质量前瞻性数据，但美国国家指南根据 *BRCA1* 或 *BRCA2* 突变携带者的明确的研究数据，建议使用乳腺 X 线和 MRI 进行筛查。一项针对 33 例 *P53* 突变携带者的小型观察性研究中，18 例选择强化筛查个体的 3 年总生存率为 100%，非筛查人群的 3 年总生存率为 21%（*P*=0.015 5），这一结果可能与健康个体的偏倚有关[84]。但是，应该将 Li-Fraumeni 综合征筛查方案的潜在获益与辐射诊断（或治疗）的敏感性增加和辐射相关恶性肿瘤进展之间进行权衡[85,86]。

治 疗

BRCA 阳性乳腺癌的 DNA 同源重组修复过程受阻，对来自铂复合盐等交联剂的 DNA 损伤敏感 [87]。Ⅱ期研究证实，*BRCA* 突变携带者对铂类药物的应答率有所提高，但突变携带者和非突变携带者的 PFS 和 OS 似乎相当 [88,89]。一项对卡铂与多西紫杉醇治疗晚期三阴性乳腺癌效果的随机Ⅲ期研究指出卡铂在 *BRCA* 突变阳性患者中的疗效显著增加 [90]。

DNA 同源重组修复缺陷使 *BRCA* 缺陷的乳腺癌依赖于其他 DNA 修复途径的存在（合成致死性），包括碱基切除修复（base excision repair，BER）。PARP（Poly ADP-ribose polymerase）是 BER 途径中的关键酶 [91]。PARP 抑制剂可以诱导 *BRCA* 缺陷的乳腺癌细胞死亡 [92,93]。在 *BRCA* 突变乳腺癌患者的Ⅱ期研究中已经证实 PARP 抑制剂奥拉帕尼（olaparib）单药应用具有短期活性，根据剂量和突变类型，其反应率为 19%~50% [94,95]。美国 FDA 已经批准奥拉帕尼可用于携带有害胚系突变个体在进行了 3 次全身治疗后仍进展的转移性、耐铂的卵巢癌患者。

临床前研究显示了 PARP 抑制剂和铂复合盐在 *BRCA* 缺陷乳腺癌细胞和（或）动物模型中的潜在协同作用，为联合治疗策略提供了理论依据 [97,98]。在Ⅰ、Ⅰb 期试验中，奥拉帕尼联合卡铂对携带 *BRCA* 突变的各类肿瘤患者是安全的，整体反应率为 50% [99]。与单纯化疗相比，另一种 PARP 抑制剂伊尼帕里布（iniparib）与吉西他滨和卡铂联合治疗可改善晚期三阴性乳腺癌患者的短期预后（反应率和临床获益率）[100]，但验证性试验结果却显示 PFS 和 OS 无获益 [101]。这些研究未根据是否存在 *BRCA* 突变选择患者，未提供基于 *BRCA* 突变状态的亚组分析，且随后发现伊尼帕里布是一种弱 PARP 抑制剂，对 DNA 同源重组修复缺陷细胞的活性较弱，这可能是该研究得出阴性结果的一种合理解释 [102]。

如上所述，若 Li-Fraumeni 综合征患者在乳腺癌治疗中不具有医学必需性，则可以免行放射治疗。

8.2.3.2 中度外显率基因

对中度外显率基因携带者制订临床决策并不简单。目前尚无高质量的临床数据指导临床医生制订决策。专家的意见是，当个体短期风险超过一般人群的平均短期风险时，应与致病性突变携带者单独讨论其一级预防或早期检测方法[77]。由于此人群中乳腺癌的终生患病风险超过 20%，因此应根据 ACS 的建议将 MRI 纳入乳腺癌筛查计划[83]。在MARIBS（Magnetic Resonance Imaging Breast Screening）研究中，65% 的患者具有乳腺癌或卵巢癌家族史，其余患者是 BRCA 阳性或已知携带者的亲属[103]。结果显示，乳腺 MRI 的敏感性优于乳腺 X 线，当排除 BRCA1 阳性或已知 BRCA1 携带者的亲属时，两种筛选方法的敏感性相同。

CHEK2 1100delC 的杂合度与早期侵袭性乳腺癌患者的乳腺癌特异性死亡风险增加有关，但其治疗方法（例如细胞毒性全身疗法）的实用性目前尚不清楚[104]。

8.3 多基因检测与单基因检测

在考虑遗传性乳腺癌综合征时选择基因组检测具有一定的优势，其成本效益和时间效率更高，当 VUS 和基因变异的临床意义不明确时检测率更高。在 278 例 BRCA 突变阴性的乳腺癌 – 卵巢癌综合征患者队列中，31 例（11%）有 4 级或 5 级变异，其中只有 7 例在高外显率基因中有突变[105]。针对 BRCA 突变阴性个体的大型前瞻性队列研究评估了遗传性乳腺癌 – 卵巢癌，发现 52% 的非 BRCA 突变携带者的管理模式发生改变，主要增加了乳腺癌或其他癌症监测[106]。值得注意的是，在携带突变的个体中有 11 例（17%）患有遗传性结直肠癌综合征，其中 Lynch 综合征最多见。另一方面，单基因检测存在检测疲劳和可能丧失随访的风险。最近更新的 NCCN 指南增加了对中度外显率基因的管理建议，当向遗传咨询师进行检测前或检测后咨询时，应做出进行多基因检测的决定[78]。

8.4 结　论

虽然鉴别携带 BRCA 等致病性高外显率基因突变个体在临床管理中具有深远的意义，但广泛采用多基因检测筛查 VUS 或中度 / 低度外显率基因突变的概率可能导致高估个体风险，以及采取可能无明确获益的临床干预措施。对于高风险患者及其家属应继续推行基因检测，以为其制订最佳的策略[78]。

参考文献

[1] Collaborative Group on Hormonal Factors in Breast C. Familial breast cancer: collaborative reanalysis of individual data from 52 epidemiological studies including 58,209 women with breast cancer and 101,986 women without the disease. Lancet, 2001, 358(9291): 1389–1399. doi:10.1016/S0140–6736(01)06524–2.

[2] Lindor NM, McMaster ML, Lindor CJ, et al. Concise handbook of familial cancer susceptibility syndromes, 2nd edn. JNCI Monogr, 2008,38:3–93. doi:10.1093/ jncimonographs/ lgn001.

[3] Petrucelli N, Daly MB, Feldman GL. Hereditary breast and ovarian cancer due to mutations in BRCA1 and BRCA2. Genet Med, 2010, 12(5):245–259.

[4] Ford D, Easton DF, Stratton M,et al. Genetic heterogeneity and penetrance analysis of the BRCA1 and BRCA2 genes in breast cancer families. Am J Hum Genet, 1998, 62(3): 676–689. http://dx.doi.org/10.1086/301749.

[5] Whittemore AS, Gong G, Itnyre J. Prevalence and contribution of BRCA1 mutations in breast cancer and ovarian cancer: results from three U.S. populationbased casecontrol studies of ovarian cancer. Am J Hum Genet, 1997,60(3):496–504.

[6] Claus EB, Schildkraut JM, Thompson WD, et al. The genetic attributable risk of breast and ovarian cancer. Cancer, 1996,77(11): 2318–2324. doi: 10. 1002 / (SICI) 1097–0142 (19960601) 77: 11< 2318: AID – CNCR21>3.0.CO;2–Z

[7] John EM, Miron A, Gong G, et al.Prevalence of pathogenic BRCA1 mutation carriers in 5 US racial/ethnic groups. JAMA, 2007,298(24): 2869–2876. doi:10.1001/jama.298.24.2869

[8] Szabo CI, King MC. Population genetics of BRCA1 and BRCA2. Am J Hum Genet, 1997,60(5):1013–1020.

[9] Roa BB, Boyd AA, Volcik K, et al.Ashkenazi Jewish population frequencies for common mutations in BRCA1 and BRCA2. Nat Genet,1996,14(2):185–187.

[10] Moslehi R, Chu W, Karlan B, et al.BRCA1 and BRCA2 Mutation Analysis of 208 Ashkenazi Jewish Women with Ovarian Cancer. Am J Hum Genet, 2000, 66(4): 1259–1272. doi: 10.1086/ 302853.

[11] King M-C, Marks JH, Mandell JB. Breast and ovarian cancer risks due to inherited mutations in BRCA1 and BRCA2. Science,2003, 302(5645):643–646. doi: 10.1126/ science. 1088759.

[12] Chen S, Parmigiani G. Meta-analysis of BRCA1 and BRCA2 penetrance. J Clin Oncol, 2007, 25(11): 1329–1333. doi: 10.1200/ jco. 2006. 09. 1066.

[13] Evans DG, Shenton A, Woodward E, et al. Penetrance estimates for BRCA1 and BRCA2 based on genetic testing in a Clinical Cancer Genetics service setting: risks of breast/

ovarian cancer quoted should reflect the cancer burden in the family. BMC Cancer,2008, 8:155. doi:10.1186/1471–2407–8–155.

[14] Antoniou A, Pharoah PD, Narod S, et al.Average risks of breast and ovarian cancer associated with BRCA1 or BRCA2 mutations detected in case series unselected for family history: a combined analysis of 22 studies. Am J Hum Genet,2003, 72(5):1117–1130. doi:10.1086/375033.

[15] Mavaddat N, Peock S, Frost D, et al.Cancer risks for BRCA1 and BRCA2 mutation carriers: results from prospective analysis of EMBRACE. J Natl Cancer Inst,2013, 105(11):812–822. doi:10.1093/jnci/djt095.

[16] Mavaddat N, Barrowdale D, Andrulis IL, et al.Pathology of breast and ovarian cancers among BRCA1 and BRCA2 mutation carriers: results from the Consortium of Investigators of Modifiers of BRCA1/2 (CIMBA). Cancer Epidemiol Biomark Prev,2012,21(1): 134–147. doi: 10.1158/ 1055–9965. EPI –11–0775.

[17] Malkin D. Germline p53 mutations and heritable cancer. Annu Rev Genet, 1994, 28(1): 443–465. doi:10.1146/annurev.ge.28.120194.002303.

[18] Nelen MR, Padberg GW, Peeters EAJ, et al. Localization of the gene for Cowden disease to chromosome 10q22–23. Nat Genet, 1996,13(1): 114–116.

[19] Hemminki A, Markie D, Tomlinson I, et al.A serine/threonine kinase gene defective in Peutz-Jeghers syndrome. Nature,1998, 391(6663): 184–187. doi:10.1038/34432.

[20] Lustbader ED, Williams WR, Bondy ML, et al.Segregation analysis of cancer in families of childhood soft-tissue-sarcoma patients. Am J Hum Genet, 1992,51(2): 344–356.

[21] Pharoah PD, Guilford P, Caldas C, et al.Incidence of gastric cancer and breast cancer in CDH1 (E-cadherin) mutation carriers from hereditary diffuse gastric cancer families. Gastroenterology, 2001,121(6): 1348–1353.

[22] Stadler ZK, Thom P, Robson ME, et al. Genome-Wide Association Studies of Cancer. J Clin Oncol, 2010, 28(27): 4255–4267. doi: 10.1200/ JCO.2009.25.7816.

[23] Couch FJ, Hu C, Lilyquist J, et al.Breast cancer risks associated with mutations in cancer predisposition genes identified by clinical genetic testing of 60,000 breast cancer patients// 39th San Antonio breast cancer symposium. USA:San Antonio, 2016.

[24] Thompson D, Easton D. The genetic epidemiology of breast cancer genes. J Mammary Gland Biol Neoplasia,2004, 9(3):221–236. doi:10.1023/B:JOMG.0000048770. 90334.3b.

[25] Domchek SM, Friebel TM, Singer CF, et al. Association of risk-reducing surgery in BRCA1 or BRCA2 mutation carriers with cancer risk and mortality. JAMA, J Am Med Assoc, 2010, 304(9): 967–975. doi: 10.1001/jama.2010.1237.

[26] Kriege M, Brekelmans CT, Boetes C, et al. Efficacy of MRI and mammography for breast-cancer screening in women with a familial or genetic predisposition. N Engl J Med, 2004,351(5): 427–437. doi: 10.1056/ NEJMoa 031759.

[27] Warner E, Hill K, Causer P, et al. Prospective study of breast cancer incidence in women with a BRCA1 or BRCA2 mutation under surveillance with and without magnetic

resonance imaging. J Clin Oncol,2011, 29(13): 1664–1669. doi: 10. 1200/JCO. 2009. 27.0835.

[28] Association for Molecular Pathology v. Myriad Genetics, Inc. 569 U.S. United States Supreme Court,2013. https: //supreme.justia.com/ cases/federal/us/569/12–398. Accessed 2 Sept 2016.

[29] Haddow J, Palomaki GE. ACCE: a model process for evaluating data on emerging genetic tests. In: Khoury MJLJ, Burke W (eds) Human genome epidemiology: a scientific foundation for using genetic information to improve health and prevent disease. Oxford: Oxford University Press, 2003:pp 217–233.

[30] Lincoln SE, Kobayashi Y, Anderson MJ, et al. A systematic comparison of traditional and multigene panel testing for hereditary breast and ovarian cancer genes in more than 1000 patients. J Mol Diagn,2015,17(5):533–544. doi:10.1016/j. jmoldx. 2015.04.009.

[31] Couch FJ, Nathanson KL, Offit K. Two decades after BRCA: setting paradigms in personalized cancer care and prevention. Science, 2014,343(6178): 1466–1470. doi: 10.1126/ science.1251827.

[32] Easton DF, Pharoah PD, Antoniou AC, et al. Gene-panel sequencing and the prediction of breast-cancer risk. N Engl J Med, 2015,372 (23):2243–2257. doi:10.1056/ NEJMsr1501341.

[33] Plon SE, Eccles DM, Easton D, et al. Sequence variant classification and reporting: recommendations for improving the interpretation of cancer susceptibility genetic test results. Hum Mutat, 2008,29(11):1282–1291. doi:10. 1002/humu.20880.

[34] Walker LC, Whiley PJ, Couch FJ, et al. Detection of splicing aberrations caused by BRCA1 and BRCA2 sequence variants encoding missense substitutions: implications for prediction of pathogenicity. Hum Mutat, 2010, 31(6): E1484–E1505. doi:10.1002/ humu.21267 .

[35] Thompson BA, Spurdle AB, Plazzer JP, et al. Application of a 5–tiered scheme for standardized classification of 2,360 unique mismatch repair gene variants in the InSiGHT locus–specific database. Nat Genet, 2014,46(2):107–115. doi: 10.1038/ng.2854.

[36] Richards CS, Bale S, Bellissimo DB, et al. ACMG recommendations for standards for interpretation and reporting of sequence variations: revisions 2007. Genet Med, 2008, 10(4):294–300. doi:10.1097/GIM.0b013e31816b5cae.

[37] Easton DF, Deffenbaugh AM, Pruss D, et al. A systematic genetic assessment of 1,433 sequence variants of unknown clinical significance in the BRCA1 and BRCA2 breast cancer-predisposition genes. Am J Hum Genet, 2007, 81(5):873– 883. doi:10.1086/521032.

[38] Goldgar DE, Easton DF, Deffenbaugh AM, et al. Integrated evaluation of DNA sequence variants of unknown clinical significance: application to BRCA1 and BRCA2. Am J Hum Genet,2004, 75(4):535–544. doi:10.1086/424388.

[39] Tavtigian SV, Greenblatt MS, Lesueur F, et al. In silico analysis of missense substitutions

using sequence-alignment based methods. Hum Mutat, 2008,29(11):1327−1336. doi:10.1002/humu.20892.

[40] Vallee MP, Francy TC, Judkins MK, et al. Classification of missense substitutions in the BRCA genes: a database dedicated to Ex−U*Vs*. Hum Mutat, 2012,33(1): 22−28. doi:10.1002/ humu.21629.

[41] Thompson D, Easton DF, Goldgar DE. A full-likelihood method for the evaluation of causality of sequence variants from family data. Am J Hum Genet, 2003,73(3): 652−655. doi:10. 1086/378100.

[42] Chenevix-Trench G, Healey S, Lakhani S, et al. Genetic and histopathologic evaluation of BRCA1 and BRCA2 DNA sequence variants of unknown clinical significance. Cancer Res, 2006, 66(4):2019−2027. doi:10.1158/0008− 5472. CAN−05−3546.

[43] Spurdle AB, Lakhani SR, Healey S, et al. Clinical classification of BRCA1 and BRCA2 DNA sequence variants: the value of cytokeratin profiles and evolutionary analysis— a report from the kConFab Investigators. J Clin Oncol,2008, 26(10): 1657−1663. doi: 10.1200/JCO.2007.13.2779.

[44] Yeo G, Burge CB. Maximum entropy modeling of short sequence motifs with applications to RNA splicing signals. J Comput Biol, 2004,11(2−3): 377−394. doi:10.1089/ 1066527041410418.

[45] Guidugli L, Pankratz VS, Singh N, et al. A classification model for BRCA2 DNA binding domain missense variants based on homology-directed repair activity. Cancer Res,2013, 73(1):265−275. doi: 10.1158/0008−5472. CAN−12−2081.

[46] Lindor NM, Guidugli L, Wang X, et al. A review of a multifactorial probability−based model for classification of BRCA1 and BRCA2 variants of uncertain significance (VUS). Hum Mutat, 2012,33(1):8−21. doi:10.1002/humu.21627.

[47] Rebbeck TR, Mitra N, Wan F, et al. Association of type and location of BRCA1 and BRCA2 mutations with risk of breast and ovarian cancer. JAMA, 2015,313(13):1347−1361. doi:10.1001/jama.2014.5985.

[48] Spurdle AB, Whiley PJ, Thompson B, et al. BRCA1 R1699Q variant displaying ambiguous functional abrogation confers intermediate breast and ovarian cancer risk. J Med Genet, 2012,49(8):525−532. doi:10.1136/jmedgenet−2012−101037.

[49] Thompson D, Easton D, Breast Cancer Linkage C. Variation in cancer risks, by mutation position, in BRCA2 mutation carriers. Am J Hum Genet, 2001,68(2):410−419. doi:10. 1086/318181.

[50] Michailidou K, Hall P, Gonzalez-Neira A, et al. Large-scale genotyping identifies 41 new loci associated with breast cancer risk. Nat Genet,2013, 45(4):353−361, 61e1−2. doi:10.1038/ng.2563.

[51] Antoniou AC, Beesley J, McGuffog L, et al. Common breast cancer susceptibility alleles and the risk of breast cancer for BRCA1 and BRCA2 mutation carriers: implications for risk prediction. Cancer Res, 2010,70(23): 9742−9754. doi:10.1158/0008−5472.CAN−10−

1907.

[52] Antoniou AC, Spurdle AB, Sinilnikova OM, et al. Common breast cancer-predisposition alleles are associated with breast cancer risk in BRCA1 and BRCA2 mutation carriers. Am J Hum Genet, 2008,82(4):937–948. doi:10.1016/j. ajhg.2008.02.008.

[53] Rowan E, Poll A, Narod SA. A prospective study of breast cancer risk in relatives of BRCA1/BRCA2 mutation carriers. J Med Genet, 2007,44(8):e89; author reply e8.

[54] Domchek SM, Gaudet MM, Stopfer JE, et al. Breast cancer risks in individuals testing negative for a known family mutation in BRCA1 or BRCA2. Breast Cancer Res Treat, 2010, 119(2):409–414. doi:10.1007/s10549–009–0611–y.

[55] Korde LA, Mueller CM, Loud JT, et al. No evidence of excess breast cancer risk among mutation-negative women from BRCA mutation-positive families. Breast Cancer Res Treat, 2011,125(1):169–173. doi:10.1007/s10549–010– 0923–y.

[56] Harvey SL, Milne RL, McLachlan SA, et al. Prospective study of breast cancer risk for mutation negative women from BRCA1 or BRCA2 mutation positive families. Breast Cancer Res Treat, 2011,130(3):1057–1061. doi:10.1007/ s10549–011–1733–6.

[57] Malkin D, Li FP, Strong LC, et al. Germ line p53 mutations in a familial syndrome of breast cancer, sarcomas, and other neoplasms. Science, 1990, 250(4985): 1233–1238.

[58] Hwang SJ, Lozano G, Amos CI, et al. Germline p53 mutations in a cohort with childhood sarcoma: sex differences in cancer risk. Am J Hum Genet, 2003,72(4):975–983. doi:10. 1086/374567.

[59] Tan MH, Mester JL, Ngeow J, et al. Lifetime cancer risks in individuals with germline PTEN mutations. Clin Cancer Res, 2012,18(2):400–407. doi:10.1158/ 1078–0432.CCR–11–2283.

[60] Hearle N, Schumacher V, Menko FH, et al. Frequency and spectrum of cancers in the Peutz-Jeghers syndrome. Clin Cancer Res, 2006,12(10): 3209–3215. doi: 10. 1158 1078–0432.CCR–06–0083.

[61] Casadei S, Norquist BM, Walsh T, et al. Contribution of inherited mutations in the BRCA2–interacting protein PALB2 to familial breast cancer. Cancer Res, 2011, 71(6):2222–2229. doi:10.1158/0008–5472.CAN–10–3958.

[62] Rahman N, Seal S, Thompson D, et al. PALB2, which encodes a BRCA2–interacting protein, is a breast cancer susceptibility gene. Nat Genet,2007, 39(2):165–167. URL: http://www.nature.com/ng/journal/v39/n2/suppinfo/ng1959_S1.html.

[63] Erkko H, Dowty JG, Nikkila J, et al. Penetrance analysis of the PALB2 c.1592delT founder mutation. Clin Cancer Res, 2008, 14(14): 4667–4671. doi: 10.1158/ 1078–0432. CCR–08–0210.

[64] Southey MC, Teo ZL, Dowty JG, et al. A PALB2 mutation associated with high risk of breast cancer. Breast Cancer Res, 2010,12(6):R109. doi:10.1186/bcr2796.

[65] Antoniou AC, Casadei S, Heikkinen T, et al. Breast–cancer risk in families with mutations in PALB2. N Engl J Med, 2014, 371(6):497–506. doi:10.1056/NEJMoa1400382.

[66] Le Calvez-Kelm F, Lesueur F, Damiola F, et al. Rare, evolutionarily unlikely missense substitutions in CHEK2 contribute to breast cancer susceptibility: results from a breast cancer family registry case-control mutation-screening study. Breast Cancer Res,2011, 13(1): R6. doi:10.1186/bcr2810.

[67] Mitui M, Nahas SA, Du LT, et al. unctional and computational assessment of missense variants in the ataxia-telangiectasia mutated (ATM) gene: mutations with increased cancer risk. Hum Mutat, 2009, F 30(1):12–21. doi:10.1002/ humu.20805.

[68] Bernstein JL, Teraoka S, Southey MC, et al. Population-based estimates of breast cancer risks associated with ATM gene variants c.7271T > G and c.1066–6T > G (IVS10–6T > G) from the Breast Cancer Family Registry. Hum Mutat, 2006, 27(11):1122–1128. doi:10.1002/humu.20415.

[69] Goldgar DE, Healey S, Dowty JG, et al. Rare variants in the ATM gene and risk of breast cancer. Breast Cancer Res, 2011,13(4):R73. doi:10. 1186/bcr2919.

[70] Kilpivaara O, Vahteristo P, Falck J, et al. CHEK2 variant I157T may be associated with increased breast cancer risk. Int J Cancer, 2004,111(4): 543–547. doi:10.1002/ijc.20299.

[71] Huijts PE, Hollestelle A, Balliu B, et al. CHEK2*1100delC homozygosity in the Netherlands-prevalence and risk of breast and lung cancer. Eur J Hum Genet,2014, 22(1):46–51. doi:10.1038/ejhg.2013.85.

[72] Wu LC, Wang ZW, Tsan JT, et al. Identification of a RING protein that can interact in vivo with the BRCA1 gene product. Nat Genet, 1996,14(4): 430–440. doi:10.1038/ng1296–430.

[73] Loveday C, Turnbull C, Ramsay E, et al. Germline mutations in RAD51D confer suscepti-bility to ovarian cancer. Nat Genet, 2011,43(9):879–882. doi:10.1038/ng.893.

[74] Baglietto L, Lindor NM, Dowty JG, et al. Risks of Lynch syndrome cancers for MSH6 mutation carriers. J Natl Cancer Inst, 2010,102 (3):193–201. doi:10.1093/ jnci/djp473.

[75] Adank MA, Verhoef S, Oldenburg RA, et al. Excess breast cancer risk in first degree relatives of CHEK2 *1100delC positive familial breast cancer cases. Eur J Cancer, 2013, 49(8): 1993–1999. doi:10.1016/j.ejca.2013.01.009.

[76] Consortium CBCC–C. CHEK2*1100delC and susceptibility to breast cancer: a collaborative analysis involving 10,860 breast cancer cases and 9 065 controls from 10 studies. Am J Hum Genet, 2004, 74(6):1175–1182. doi:10.1086/421251.

[77] Tung N, Domchek SM, Stadler Z, et al Counselling framework for moderate-penetrance cancer-susceptibility mutations. Nat Rev Clin Oncol, 2016,13(9): 581–588. doi: 10.1038/ nrclinonc.2016.90.

[78] Genetic/Familial High-Risk Assessment: Breast and Ovarian v2.2017. National Compre-hensive Cancer Network (2016) https://www.nccn. org/professionals/physician_gls/pdf/ genetics_screening.pdf. Accessed 9 Jan 2017.

[79] Warner E, Messersmith H, Causer P, et al. Systematic review: using magnetic resonance imaging to screen women at high risk for breast cancer. Ann Intern Med, 2008,

148(9):671–679.

[80] Passaperuma K, Warner E, Causer PA, et al. Long-term results of screening with magnetic resonance imaging in women with BRCA mutations. Br J Cancer,2012, 107(1):24–30. doi:10.1038/bjc.2012.204.

[81] Saadatmand S, Obdeijn IM, Rutgers EJ, et al. Survival benefit in women with BRCA1 mutation or familial risk in the MRI screening study (MRISC). Int J Cancer, 2015, 137(7):1729–1738. doi:10.1002/ijc.29534.

[82] Heijnsdijk EA, Warner E, Gilbert FJ, et al. Differences in natural history between breast cancers in BRCA1 and BRCA2 mutation carriers and effects of MRI screening-MRISC, MARIBS, and Canadian studies combined. Cancer Epidemiol Biomark Prev, 2012,21(9): 1458–1468. doi:10.1158/1055– 9965 .EPI– 11–1196.

[83] Saslow D, Boetes C, Burke W, et al. American Cancer Society guidelines for breast screening with MRI as an adjunct to mammography. CA Cancer J Clin, 2007,57(2):75–89.

[84] Villani A, Tabori U, Schiffman J, et al. Biochemical and imaging surveillance in germline TP53 mutation carriers with Li-Fraumeni syndrome: a prospective observational study. Lancet Oncol, 2011,12(6): 559–567. doi: 10.1016/ S1470–2045 (11) 70119–X.

[85] Evans DG, Birch JM, Ramsden RT, et al. Malignant transformation and new primary tumours after therapeutic radiation for benign disease: substantial risks in certain tumour prone syndromes. J Med Genet,2006, 43(4):289–294. doi:10.1136/jmg.2005. 036319.

[86] Varley JM. Germline TP53 mutations and Li-Fraumeni syndrome. Hum Mutat, 2003, 21 (3):313–320. doi:10.1002/humu.10185.

[87] Kennedy RD, Quinn JE, Mullan PB, et al. The role of BRCA1in the cellular response to chemotherapy. J Natl Cancer Inst, 2004, 96(22):1659–1668. doi:10.1093/ jnci/djh312.

[88] Isakoff SJ, Mayer EL, He L, et al. TBCRC009: a multicenter phase ii clinical trial of platinum monotherapy with biomarker assessment in metastatic triple–negative breast cancer. J Clin Oncol, 2015,33(17):1902–1909. doi:10.1200/JCO. 2014.57.6660.

[89] Byrski T, Dent R, Blecharz P, et al. Results of a phase II open-label, non-randomized trial of cisplatin chemotherapy in patients with BRCA1-positive metastatic breast cancer. Breast Cancer Res, 2012,14(4):R110. doi:10.1186/ bcr3231.

[90] Tutt A, Ellis P, Kilburn L, et al. The TNT trial: A randomized phase III trial of carboplatin (C) compared with docetaxel (D) for patients with metastatic or recurrent locally advanced triple negative or BRCA1/2 breast cancer (CRUK/07/012). Cancer Res, 2015, 75:2. doi:10.1158/1538–7445.sabcs14–s3–01.

[91] Morales J, Li L, Fattah FJ, et al. Review of poly (ADP–ribose) polymerase (PARP) mechanisms of action and rationale for targeting in cancer and other diseases. Crit Rev Eukaryot Gene Expr, 2014, 24(1):15–28.

[92] Bryant HE, Schultz N, Thomas HD, et al. Specific killing of BRCA2–deficient tumours with inhibitors of poly(ADP–ribose) polymerase. Nature, 2005, 434(7035):913–917. doi: 10. 1038/nature03443.

[93] Farmer H, McCabe N, Lord CJ, et al. Targeting the DNA repair defect in BRCA mutant cells as a therapeutic strategy. Nature,2005, 434 (7035):917–921.doi:10.1038/nature 03445.

[94] Tutt A, Robson M, Garber JE, et al. Oralpoly (ADP–ribose) polymerase inhibitor olaparib in patients with BRCA1 or BRCA2 mutations and advanced breast cancer: a proof–of–concept trial. Lancet, 2010,376(9737):235–244. doi:10. 1016/S0140– 6736(10)60892–6.

[95] Fong PC, Boss DS, Yap TA, et al. Inhibition of poly(ADP–ribose) polymerase in tumors from BRCA mutation carriers. N Engl J Med,2009, 361(2): 123–134. doi:10.1056/ NEJMoa0900212.

[96] Olaparib. United States Food and Drug Administration (FDA), 2014. http://www.fda.gov/ Drugs/InformationOnDrugs/ApprovedDrugs/ucm427598.htm. Accessed 11 Nov 2016.

[97] Evers B, Drost R, Schut E, et al. Selective inhibition of BRCA2–deficient mammary tumor cell growth by AZD2281 and cisplatin. Clin Cancer Res, 2008,14(12):3916–3925. doi:10.1158/1078–0432.CCR–07–4953.

[98] Rottenberg S, Jaspers JE, Kersbergen A, et al. High sensitivity of BRCA1-deficient mammary tumors to the PARP inhibitor AZD2281 alone and in combination with platinum drugs. Proc Natl Acad Sci U S A., 2008, 105(44):17079–17084. doi:10.1073/pnas. 0806092105.

[99] Lee JM, Hays JL, Annunziata CM, et al. Phase I/Ib study of olaparib and carboplatin in BRCA1 or BRCA2 mutation-associated breast or ovarian cancer with biomarker analyses. J Natl Cancer Inst, 2014, 106(6):dju089. doi:10. 1093/jnci/dju089.

[100] O'Shaughnessy J, Osborne C, Pippen JE, et al. Iniparib plus chemotherapy in metastatic triple-negative breast cancer. N Engl J Med, 2011, 364(3):205–214. doi: 10.1056/ NEJMoa1011418.

[101] O'Shaughnessy J, Schwartzberg L, Danso MA, et al. Phase III study of iniparib plus gemcitabine and carboplatin versus gemcitabine and carboplatin in patients with metastatic triple-negative breast cancer. J Clin Oncol, 2014, 32 (34):3840–3847. doi:10.1200/ JCO.2014.55.2984.

[102] Wang YQ, Wang PY, Wang YT, et al. An update on poly (ADP–ribose) polymerase–1 (PARP–1) inhibitors: opportunities and challenges in cancer therapy. J Med Chem, 2016. doi:10.1021/acs.jmedchem.6b00055.

[103] Leach MO, Boggis CR, Dixon AK, et al. Screening with magnetic resonance imaging and mammography of a UK population at high familial risk of breast cancer: a prospective multicentre cohort study (MARIBS). Lancet, 2005, 365 (9473):1769–1778. doi:10.1016/ S0140–6736(05)66481–1.

[104] Weischer M, Nordestgaard BG, Pharoah P, et al. CHEK2*1100delC heterozygosity in women with breast cancer associated with early death, breast cancer-specific death, and increased risk of a second breast cancer. J Clin Oncol,2012, 30(35):4308–4316. doi:10. 1200/JCO.2012.42.7336.

[105] Maxwell KN, Wubbenhorst B, D'Andrea K, et al. Prevalence of mutations in a panel of breast cancer susceptibility genes in BRCA1/2-negative patients with early-onset breast cancer. Genet Med., 2015,17(8):630-638. doi:10.1038/ gim.2014.176.

[106] Desmond A, Kurian AW, Gabree M, et al. Clinical actionability of multigene panel testing for hereditary breast and ovarian cancer risk assessment. JAMA Oncol., 2015, 1(7):943-951. doi: 10.1001/jamaoncol.2015.2690.

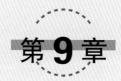

第 9 章

绝经后女性乳腺癌的内分泌治疗进展

Lisa E. Flaum, William J. Gradishar

L. E. Flaum · W. J. Gradishar (✉)
Robert H. Lurie Comprehensive Cancer Center of Northwestern University,
Chicago, IL, USA
e-mail: wgradish@nm.org

© Springer International Publishing AG 2018
W. J. Gradishar (ed.), *Optimizing Breast Cancer Management*, Cancer Treatment
and Research 173, https://doi.org/10.1007/978-3-319-70197-4_9

摘要: 大多数乳腺癌为激素受体 (hormone receptor, HR) 阳性,并且对各种类型的激素治疗有反应。对于晚期雌激素受体 (estrogen receptor, ER) 阳性、HER2 阴性、无症状的内脏转移乳腺癌患者,内分泌治疗是首选的一线治疗方法。内分泌治疗通常在二线和三线治疗过程中继续进行,当肿瘤进展至内分泌疗法很难继续控制和(或)即将发生内脏危象时采用化疗。应根据患者的临床特征选择内分泌治疗方案,包括单药治疗,如他莫昔芬、芳香化酶抑制剂 (AIs) 和氟维司群,以及联合治疗方案。最近几年,多项试验结果显示当内分泌治疗与 CDK 4/6 抑制剂或 mTOR 抑制剂联合使用时可显著改善预后,但与此同时毒副反应也有适度增加。随着对 ER 耐药性机制的不断研究,目前已经出现了多种治疗策略可改善临床耐药,包括上述联合疗法和正在开发的新药。本章将回顾和分析绝经后女性转移性乳腺癌内分泌治疗的最新研究进展,探讨如何制订内分泌治疗的最佳方案。

关键词: 内分泌治疗;晚期乳腺癌;CDK 4/6 抑制剂;mTOR 抑制剂

9.1 引 言

100 多年来,激素治疗已成为乳腺癌治疗方案中的重要组成部分。早期试验证实卵巢切除或卵巢放射治疗可以使晚期乳腺癌发生一定程度的消退[1],之后逐渐发现大约 70% 的乳腺癌是激素受体(HR)阳性。虽然大多数乳腺癌是可以治愈的,但有 20%~30% 的患者为原发转移性乳腺癌或早期诊断后进展为转移性乳腺癌。转移性乳腺癌的治疗受到绝经状态、HR 状态以及其他分子特征的影响。我们的讨论将聚焦于绝经后 HR 阳性的转移性乳腺癌(metastatic breast cancer,MBC)患者。

对于晚期雌激素受体(ER)阳性、HER2 阴性、无症状性内脏转移的乳腺癌患者,内分泌治疗是首选方案。内分泌疗法的主要机制包括减少雌激素生成(芳香化酶抑制剂),阻断雌激素受体信号的传导(他

莫昔芬），或拮抗雌激素受体本身（氟维司群）。通常情况下，内分泌
一线治疗会持续至疾病进展，或至出现不可接受的毒副反应时。在疾病
进展时可以考虑内分泌的二线治疗方案。通常情况下，当内分泌治疗的
获益减少，肿瘤变为内分泌治疗抵抗，和（或）即将发生内脏危象时，
才建议进行化疗。尽管转移性 ER 阳性乳腺癌对连续的内分泌治疗反应
良好，但随着治疗的不断持续，大多数患者会对这些内分泌疗法产生
耐药性，最终需要化疗，并不可避免地死于乳腺癌相关疾病。随着学者
对 ER 耐药机制的不断探索，逐渐开发出可以改善耐药性的内分泌治疗
新策略，包括 CDK 4/6 抑制剂、mTOR 抑制剂等。

9.2 晚期乳腺癌的内分泌治疗进展

他莫昔芬（tamoxifen）是选择性雌激素受体调节剂（selective estr-
ogen receptor modulator，SERM），在 20 世纪 70 年代被批准应用于 ER
阳性 MBC 患者 [2,3]。他莫昔芬被作为转移性乳腺癌患者的初始治疗方
案时，临床反应率高达 1/3[4]，其副作用包括血栓栓塞性疾病和子宫内
膜癌，这是由他莫昔芬的部分激动剂特性所导致。随后出现的芳香化
酶抑制剂（aromatase inhibitors，AIs）是试图取代他莫昔芬在 ER 阳性
MBC 患者一线和二线治疗地位的药物。AIs 阻断芳香化酶，抑制外周雄
激素转化为雌激素。AIs 缺乏他莫昔芬的激动特性，应用时可以将血栓
栓塞性疾病和子宫内膜恶性肿瘤的风险降至最低。AIs 被证明优于醋酸
甲地孕酮可作为晚期 ER 阳性乳腺癌的二线治疗药物，地位仅次于他莫
昔芬，但在临床一线治疗中效果优于他莫昔芬 [5-11]。2006 年，针对阿
那曲唑、来曲唑或依西美坦进行的 23 项临床随机试验的荟萃分析显示，
与他莫昔芬相比，来曲唑和依西美坦组的 OS 有所改善 [12]。随后的研究
比较了 AIs 与其他内分泌治疗药物在一线和二线治疗中的差异，数据表
明 AIs 的临床获益最好 [13,14]。基于这些数据，AIs 已成为 ER 阳性、绝
经后 MBC 患者的一线和二线标准治疗方法。

氟维司群（fulvestrant）是 ER 阳性、绝经后 MBC 患者的另一种有
效选择。它是一种雌激素受体拮抗剂，可阻断 ER 二聚化，并加速 ER

的降解[15]。最初进行的研究比较了氟维司群以 250mg 的剂量与他莫昔芬在一线晚期乳腺癌治疗中的效果，结果显示对于晚期 ER 阳性乳腺癌患者，氟维司群以 250mg 的剂量与他莫昔芬具有相似的疗效[16]。与绝经后 MBC 患者二线治疗中的阿那曲唑（anastrozole）相比，氟维司群 250mg 也具有相似的临床获益率[17,18]，并且与依西美坦相比具有相似的疗效[19]。氟维司群和阿那曲唑的 OS 差异并不明显，分别为 27.4 个月和 27.7 个月[20]。更高剂量的氟维司群 500 mg 可能比 CONFIRM 试验中的 250 mg 效果更好，且数据显示 PFS 有统计学意义的显著改善，因此，2010 年美国 FDA 批准了更高剂量的氟维司群[21]。随后针对 OS 的分析显示，与 250 mg 剂量相比，氟维司群 500 mg 可以使中位 OS 的死亡风险降低 19%，中位 OS 的优势为 4.1 个月[22]。FIRST 试验将 500 mg 氟维司群与阿那曲唑进行了比较，结果显示出相似的临床获益率（73% vs. 67%），显著延长了中位 TTP（23 个月 vs. 13 个月），同时可以显著延长 OS（54 个月 vs. 48 个月），尽管 OS 在原始协议中没有计划分析[23-25]。FALCON 试验Ⅲ期数据显示，共有 524 例绝经后患者被随机分为氟维司群加安慰剂组和阿那曲唑加安慰剂组。历时 25 个月的中位随访发现，与阿那曲唑组相比，氟维司群组的 PFS 显著延长（16.6 个月 vs. 13.8 个月；HR=0.797；P=0.049）[26]。两组患者的生活质量和不良事件发生率基本一致，这些数据表明氟维司群可以作为某些转移性患者的一线治疗方案。如果担心在内分泌治疗过程中因年龄或合并症导致的依从性差和希望获得最小的毒性反应时，可以更早考虑氟维司群。FALCON 试验还招募了部分没有接受过内分泌治疗的患者，他们可能只占乳腺癌患者人群的一小部分。

目前一些研究已经探讨了氟维司群联合阿那曲唑在转移性乳腺癌一线治疗中的作用，遗憾的是研究结果并不一致。与单独使用阿那曲唑相比，FACT 试验显示氟维司群联合阿那曲唑没有优势，而 SWOG 试验（S02226）显示，联合治疗组的 PFS 有所改善，约为 15 个月，而单独使用阿那曲唑治疗组的 PFS 约为 13.5 个月[27,28]。值得注意的是，前一项试验中的所有患者均接受了 250 mg 氟维司群，而在后一项试验中部分患者接受了 500 mg 氟维司群。PFS 结果不一致的部分解释为，与

FACT 试验相比，SWOG 试验中采用完全内分泌治疗的患者所占比例更大（60% *vs.* 30%）。

有临床研究对氟维司群联合阿那曲唑应用于非甾体 AIs 治疗进展期乳腺癌患者的二线治疗的效果进行了评估。SoFEA 试验中，患者被随机分为氟维司群 250mg 联合阿那曲唑组，氟维司群 250mg 加安慰剂组，以及单用依西美坦组。结果显示，与单药相比，氟维司群联合 AIs 未能显著改善患者的 PFS [29]，该研究结果可能受到试验中较低剂量氟维司群的影响。

9.3 CDK 4/6 抑制剂

虽然已经有研究证明单药内分泌治疗可使 ER 阳性 MBC 女性患者在一线和后续治疗中显著获益，但对于多数患者而言，联合治疗已成为更有效的替代疗法。HR 阳性乳腺癌的生长依赖于细胞周期蛋白依赖性激酶（cyclin-dependent kinases，CDK）4 和 6，CDK 4/6 可以促进细胞周期从 G1 期进展至 S 期。CDK 4/6 抑制剂通过阻断细胞周期相关蛋白复合物 D1-CDK 4/6 的形成，抑制 RB 蛋白磷酸化，阻止细胞从 G1 期向 S 期转化，从而防止癌细胞的增殖。

基于 PALOMA 1 试验的 Ⅱ 期数据，第一个 CDK 4/6 抑制剂帕博西尼（palbociclib）于 2015 年 2 月获得美国 FDA 的加速批准 [30]。该试验将之前未进行治疗的晚期乳腺癌和 12 个月内未使用 AIs 治疗的患者随机分为单独使用来曲唑组和来曲唑联合帕博西尼组。联合治疗组的 PFS 约为 20.2 个月，而来曲唑单药组的 PFS 约为 10.2 个月。来曲唑联合帕博西尼组的耐受性较好，中性粒细胞减少和白细胞减少是最常见的 3 级或 4 级不良事件，其他已报告的不良事件还包括疲劳、贫血、恶心、关节痛和脱发。

PALOMA 2 是一项随机 Ⅲ 期研究，与 PALOMA 1 的研究人群基本一致，共有 666 例绝经后 ER 阳性 MBC 女性患者被随机分配至来曲唑联合帕博西尼组与来曲唑加安慰剂组（2 : 1）[31]。联合治疗组显示出与 Ⅱ 期试验相似的临床获益，PFS 约为 24.7 个月，而来曲唑单药组为 14.5 个月（HR=0.58），两组的 OS 无显著差异。

PALOMA 3 试验探讨了帕博西尼联合氟维司群的疗效[32,33]。共有521 例先前行内分泌治疗或化疗发生进展或完成辅助激素治疗后 12 个月内进展的 ER 阳性、HER2 阴性晚期乳腺癌患者被随机分为氟维司群单药组和氟维司群联合帕博西尼组。联合治疗可以使 PFS 从 4.6 个月延长至 9.6 个月（HR=0.46）。

多项正在进行的临床试验正在评估帕博西尼的其他潜在适应证，关于 CDK 4/6 抑制剂的研究也在快速进行中。例如，PEARL 研究正在评估帕博西尼联合依西美坦或氟维司群与化疗的临床效果，主要针对之前用非甾体 AIs 治疗或化疗的患者[34]。另一种选择性 CDK 4/6 抑制剂瑞博西尼（ribociclib）在联合 AIs 时也显示出临床获益。MONALEESA 2 试验将 668 例晚期 HR 阳性、HER2 阴性、之前未进行全身系统治疗的乳腺癌患者随机分配至来曲唑单药组和来曲唑联合瑞博西尼组。中位随访时间为 15.3 个月，结果显示：联合治疗组的 PFS 为 63%，来曲唑单药组为 42%[35]。其他临床试验正在针对绝经前和绝经后患者在一线和二线治疗环境中使用瑞博西尼分别联合 AIs、氟维司群或他莫昔芬的临床效果[36]。

CDK 4/6 抑制剂玻玛西林（abemaciclib）于 2015 年获得美国 FDA 的加速批准。MONARCH 1 试验是一项 Ⅱ 期研究，评估了 132 例接受玻玛西林单药治疗的患者[37]。患者为既往接受过 3 线治疗，包括 2 线化疗的晚期乳腺癌。结果显示玻玛西林单药组的客观缓解率（ORR）为17.4%，临床获益率（CBR）为 42.4%，PFS 为 6 个月，OS 为 17.7 个月。MONARCH 2 试验正在评估玻玛西林联合氟维司群或玻玛西林单药在一线和二线治疗中的临床效果[38]。MONARCH 3 试验正在评估玻玛西林联合阿那曲唑或来曲唑在一线治疗中的作用[39]。

9.4 mTOR 抑制剂

乳腺癌对内分泌治疗的耐药性可能与哺乳动物西罗莫司靶蛋白（mammalian target of rapamycin，mTOR）细胞内信号传导途径的激活有关。早期研究表明，内分泌治疗方案中增加 mTOR 抑制剂依维莫司（everolimus）可提高抗肿瘤的活性。BOLERO-2 试验入组了完成辅助内分泌治疗后 12 个月内或在治疗 1 个月内发生疾病进展的绝经后 MBC 患者[40-42]，共 724 例患者被随机分配至依维莫司联合依西美坦组与依西美坦单药组（2：1）。联合治疗组的中位 PFS 为 6.9 个月，而依西美坦单药组的 PFS 为 2.8 个月；OS 获益无统计学意义。与单行内分泌治疗相比，增加依维莫司会引发一些毒副反应，包括口腔溃疡和皮疹。评估 mTOR 抑制剂在早期 ER 阳性乳腺癌患者辅助治疗中以及与内分泌治疗联合应用时的效果的临床试验正在进行。

9.5 耐药机制

某些 ER 阳性乳腺癌患者在雌激素阻断疗法应用开始就会产生耐药性（即原发性耐药），但更常见的是随着内分泌治疗药物应用时间的延长，肿瘤长期暴露于药物中，逐渐产生耐药。内分泌治疗抵抗涉及激活生长因子通路以绕过雌激素信号通路。ESR1 配体结合域中的突变已经在发生内分泌治疗抵抗的乳腺癌患者中得到证实。低于 1% 的原发性乳腺癌和 19% 的晚期乳腺癌患者中发现 ESR1 突变[43]。随着肿瘤负荷的增加，ESR1 突变概率也逐渐增加。PALOMA 3 试验通过样本的循环肿瘤 DNA（circulating tumor DNA，ctDNA）分析 ESR1 突变时发现在 25% 的基线血浆样本中检测到了 ESR1 突变[44]。接受 AIs 治疗的患者中有 29% 检测到了突变，接受他莫昔芬治疗的患者中有 2% 和接受他莫昔芬联合 AIs 治疗的患者中有 32% 检测到了突变。在 PALOMA 3 试验的样本中，ESR1 基因突变既不是预后性的也不是预测性的，ESR1 突变体和 ESR1 野生型患者的反应率无明显差异。无论 ESR1 的突变状态如何，增加帕博西尼都能提供相同的临床获益。在 SoFEA 试验中，患者被随机分为氟维司群联合阿那曲唑或加安慰剂组与依西美坦组[28]。有趣的是，39% 的患者发现了 ESR1 突变，并且依西美坦组中 ESR1 突变患者的 PFS 为 2.6 个月，而氟维司群组中 ESR1 突变患者的 PFS 则为 5.7 个月（HR=0.52，P=0.02），当用依西美坦联合氟维司群治疗时，ESR1 野生型患者的 PFS 无统计学获益，在依西美坦组中，ESR1 突变患者比 ESR1 野生型患者的 PFS 更差[45]。这项研究的结果提示 ESR1 突变既是预测性的，也是预后性的。SoFEA 试验的结果提供了在选择适当的内分泌治疗方案时 *ESR*1 突变状态实用性的早期临床证据。

随着对内分泌治疗抵抗机制的深入研究，目前研究者发现了几种可能抑制耐药性的方法，包括增加氟维司群、联合 CDK4/6 和 mTOR 抑制剂，其他正在开发的新药物或方法将在下文进行讨论。此外，研究者们还研发了针对雌激素受体突变的治疗方法，包括可以降解突变的雌激素受体的新型雌激素受体下调剂。

9.6 PI3K 抑制剂

PI3K/AKT/ mTOR 信号通路在介导细胞生长、存活和血管生成中发挥关键作用。在 ER 阳性乳腺癌患者中经常观察到该信号通路的突变，针对该信号通路靶点的药物正在开发中，包括 PI3K 抑制剂或针对该信号通路中多个靶点的药物。FERGI 研究评估了氟维司群单药与氟维司群联合 PI3K 激酶抑制剂 pictilisib 治疗 ER 阳性、既往行 AI 治疗的绝经后晚期乳腺癌患者。联合治疗组显示 PFS 有所改善，与 PI3K 突变状态无关[46]。BELLE-2 研究评估了 AI 治疗后进展的绝经后乳腺癌患者，随机分为氟维司群单药组和氟维司群联合 PI3K 抑制剂 buparsilib 组[47]。联合治疗组与单药组相比，PI3K 突变患者的 PFS 有所改善（6.9 个月 *vs.* 5 个月）。BELLE-3 研究的结果在 2016 年圣安东尼奥乳腺癌会议上发表[48]。共入组 432 例给予 AI 和 mTOR 抑制剂治疗后进展的患者，随机分为 buparlisib 联合氟维司群组与联合治疗组（2∶1）。联合治疗组与氟维司群单药组的 DFS 分别为 3.9 个月与 1.8 个月。对 PI3K 突变进行分层分析，在突变组中观察到联合用药时的 PFS 获益更加显著（4.2 个月 *vs.* 1.6 个月），而在野生型组中没有观察到 PFS 的差异。

9.7 HDAC 抑制剂

组蛋白去乙酰化酶（histone deacetylases，HDAC）是控制基因表达，发挥抗增殖作用，并促进细胞凋亡的必需蛋白质。恩替诺特（entinostat）是 I 类组蛋白去乙酰化酶的小分子抑制剂。在 ENCORE 301 研究中，行 AI 治疗时发生进展的 130 例乳腺癌患者随机接受依西美坦联合恩替诺特治疗或依西美坦单药治疗，结果显示，联合治疗组的 PFS 优于依西美坦单药组，两组的 PFS 分别为 4.3 个月和 2.3 个月。入组的患者中有 58% 之前至少使用过一种内分泌药物治疗，62% 接受过化疗[49]。目前第 3 阶段的研究正在进行中。

9.8 晚期乳腺癌的一线内分泌治疗方案总结

对于绝经后 ER 阳性 MBC 患者，有许多可以选择的一线治疗方案。表 9.1 总结了一些具有里程碑意义的临床试验，显示 AI 单药治疗的 PFS 为 8~14 个月，AI 联合帕博西尼治疗的 PFS 可延长至 2 年。内分泌治疗决策的制订一般基于几个变量，并且可以对新发转移性乳腺癌患者，完成辅助内分泌治疗后超过 12 个月的患者，以及辅助内分泌治疗完成后不足 12 个月的患者进行分层；同时还取决于患者是否使用他莫昔芬或 AI 辅助治疗以及复发程度。大多数没有内脏危象的女性乳腺癌患者都可以接受内分泌治疗。

对于新发转移性乳腺癌或完成辅助内分泌治疗超过 12 个月的女性患者，可以选择的一线内分泌治疗方案包括他莫昔芬、AI 单药、AI 联合帕博西尼、氟维司群单药以及 AI 联合氟维司群[4,8–11,16,23–28,30–32]。研究表明，对于未接受过辅助内分泌治疗的患者，AI 联合氟维司群的治疗效果最好[28]。

完成 AI 辅助治疗后 12 个月内病情进展的患者（PALOMA 1 和 2 研究除外），可选择的内分泌治疗药物包括甾体类 AIs、他莫昔芬、单药氟维司群或氟维司群联合帕博西尼[33]。

9.9 晚期乳腺癌的二线内分泌治疗方案总结

通常大多数患者接受连续内分泌治疗不会发生快速的疾病进展。表 9.2 总结了对转移性乳腺癌行二线内分泌治疗的一些重要的临床试验，显示单药治疗的 PFS 为 3~6 个月，联合治疗的 PFS 为 7~10 个月。治疗方案取决于一线内分泌治疗方案的选择以及疾病进展的速度。二线内分泌治疗方案包括他莫昔芬，AI 单药，氟维司群单药，氟维司群联合帕

表 9.1 推动晚期乳腺癌一线内分泌治疗进展的关键试验——PFS/TTP（单位：月）

临床试验	时间	AI	他莫昔芬	氟维司群 250 mg	氟维司群 500 mg	氟维司群联合 AI	AI 联合 CDK 4/6 抑制剂	风险比（HR）
Bonnetere 等，阿那曲唑 vs. 他莫昔芬	2000 年	8.2	8.3					0.99
Nabholtz 等，阿那曲唑 vs. 他莫昔芬	2000 年	11.1	5.6					0.81
Mouridson 等，来曲唑 vs. 他莫昔芬	2003 年	9.4	6.0					0.72
Paridaens 等，依西美坦 vs. 他莫昔芬	2007 年	9.9	5.8					0.84
Howell 等，氟维司群 vs. 他莫昔芬	2004 年		8.3	6.8				1.18
FIRST，氟维司群 vs. 阿那曲唑	2009 年	13			23			0.66
FACT，氟维司群联合阿那曲唑 vs. 阿那曲唑	2012 年	10.2				10.8（氟维司群 250 mg）		0.99
SWOG S02226，氟维司群联合阿那曲唑 vs. 阿那曲唑	2012 年	13.5				15（氟维司群 250 mg）		0.80
FALCON，氟维司群 500mg vs. 阿那曲唑	2016 年	13.8				16.6（氟维司群 500 mg）		0.80
PALOMA 2，来曲唑联合帕博西尼 vs. 来曲唑	2015 年	14.6					24.7	0.58
MONALEESA[a]，来曲唑联合帕博西尼 vs. 来曲唑	2016 年	14.7					未达标	0.56

PFS：无进展生存期；TTP：肿瘤进展时间；a：中位随访时间为 15.3 个月，联合治疗组的 PFS 率为 63%，来曲唑单药组的 PFS 率为 42%

表 9.2 推动晚期乳腺癌二线内分泌治疗进展的关键试验——PFS/TTP（单位：月）

临床试验	时间	AI	他莫昔芬	氟维司群 250 mg	氟维司群 500 mg	氟维司群联合 AI	CDK 4/6 抑制剂	mTOR 抑制剂	风险比（HR）
Howell 等，氟维司群 vs. 阿那曲唑	2002 年	5.1		5.5					0.98
EFFECT，氟维司群 vs. 依西美坦[a]	2008 年	3.7		3.7					0.96
CONFIRM，氟维司群 250mg vs. 氟维司群 500mg	2010 年			5.5	6.5				0.80
SoFEA，氟维司群 250mg vs. 氟维司群联合阿那曲唑 vs. 依西美坦	2013 年	3.4		4.8		4.4			1.00[b] 0.95[c]
PALOMA-3，氟维司群联合帕博西尼 vs. 氟维司群	2016 年				4.6		9.6		0.46
BOLERO 2，依西美坦联合依维莫司 vs. 依西美坦	2012 年	2.8						6.9	0.43

PFS：无进展生存期；TTP：肿瘤进展时间；a：大约 60% 的患者既往接受过至少两种内分泌药物治疗；b：氟维司群联合阿那曲唑 vs. 氟维司群联合安慰剂；c：氟维司群联合安慰剂 vs. 依西美坦

博西尼，或者 AI 联合依维莫司 [5-7,17-19,33,40-42]。

在二线内分泌治疗试验中，不同 AI 之间未显示出显著差异 [13,14]。尽管研究受到低于标准剂量的氟维司群限制，但数据显示 AI 联合氟维司群在二线治疗中并未表现出显著获益 [29]。已经证实他莫昔芬在接受过 AI 治疗的患者的二线治疗中的 ORR 为 10%，CBR 为 49% [50]。

三线及以上内分泌治疗决策的制订也取决于病情的严重程度，是否存在症状性内脏转移，以及之前使用的特定内分泌疗法，其方案包括他莫昔芬、AIs、氟维司群、前列腺素、雌激素、雄激素、联合疗法和正在进行临床试验的新药物。

9.10 结　论

在过去的 40 年中，临床上对 ER 阳性 MBC 患者的治疗取得了极大进展。大量研究证明他莫昔芬单药、AIs 或氟维司群在一线及以上治疗方案中均有效。虽然联合 CDK4/6 抑制剂或 mTOR 抑制剂的治疗方案优于内分泌单药疗法，但也带来适度的毒性增加。联合治疗有利于克服或延迟内分泌治疗抵抗，从而延迟化疗。PI3K 抑制剂、HDAC 抑制剂等新型药物的开发正在进一步扩大临床医生针对该患者群体治疗方案的选择。未来可能更多地利用 ESR1 突变状态和其他分子标记物指导临床治疗。

综上所述，内分泌治疗方案的制订必须考虑肿瘤生物学、临床特征和患者的特征，需要与患者进行深思熟虑的沟通，以及权衡各种治疗方案的获益和毒副反应。

参考文献

[1] Beatson G. On the treatment of inoperable cases of carcinoma of the mamma-suggestions for a new method of treatment with illustrative cases. Lancet, 1895,2:104–107.

[2] Morgan LR Jr, Schein PS, Woolley PV, et al. Therapeutic use of tamoxifen inadvanced cancer, correlation with biochemical parameters. Cancer Treat Rep,1976,60:1437–1443.

[3] Rose C, Mouridsen HT. Treatment of advanced breast cancer with tamoxifen. Recent Results Cancer Res,1984, 91:230–242.

[4] Muss HB, Case LD, Atkins JN, et al. Tamoxifen versus high dose oral medroxyprogesterone

acetate as initial endocrine therapy for patients with metastatic breast cancer: a Piedmont Oncology Association study. J Clin Oncol, 1994,12:1630–1638.

[5] Buzdar A, Jonat W, Howell A, et al. Anastrozole, a potent and selective aromatase inhibitor versus megestrol acetate in postmenopausal women with advanced breast cancer: results of overview analysis of two phase III trials. Arimidex Study Group. J Clin Oncol, 1996, 14:2000–2011.

[6] Kaufmann M, Bajetta E, Dirix LY, et al. Exemestane is superior to megestrol acetate after tamoxifen failure in postmenopausal women with advanced breast cancer: results of a phase III randomized double blind trial. The exemestane study group. J Clin Oncol, 2000,18: 1399–1411.

[7] Budzar A, Douma J, Davidson N, et al. Phase III , multicenter, double-blind, randomized study of letrozole, an aromatase inhibitor, for advanced breast cancer versus megestrol acetate. J Clin Oncol, 2001,19:3357–3366.

[8] Bonneterre J, Thurlimann B, Robertson JF, et al. Anastrozole versus tamoxifen as first line therapy for advanced breast cancer in 668 postmenopausal women: results of the Tamoxifen or Arimidex Randomized Group Efficacy and Tolerability study. J Clin Oncol, 2000, 18:3748–3757.

[9] Nabholtz JM, Budzar A, Pollak M, et al. Anastrozole is superior to tamoxifen as first-line therapy for advanced breast cancer in postmenopausal women: results of a North American Multicenter Randomized Trial. Arimidex Study Group. J Clin Oncol, 2000, 18:3758–3767.

[10] Mouridsen H, Gershanovich M, Sun Y et al .Superior efficacy of letrozole versus tamoxifen as first-line therapy for postmenopausal women with advanced breast cancer: results of a phase III study of the International Letrozole Breast Cancer Group. J Clin Oncol, 2001, 19:2596–2606.

[11] Paridaens R, Dirix L, Beex L, et al. Phase III study comparing exemestane with tamoxifen as first-line hormonal treatment of metastatic breast cancer in postmenopausal women: The European Organisation for Research and Treatment of Breast Cancer cooperative group. J Clin Oncol,2008, 28:4883–4890.

[12] Mauri D, Pavlidis N, Polyzos NP, et al. Survival with aromatase inhibitors and inactivators versus standard hormonal therapy in advanced breast cancer: meta-analysis. J Natl Cancer Inst, 2006,98:1285–1299.

[13] Campos SM, Guastall JP, Subar M, et al. A Comparative study of exemestane versus anastrozole in patient with postmenopausal breast cancer with visceral metastases. Clin Breast Cancer, 2009,9:39–44.

[14] Rose C, Vtoraya O, Pluzanska A, et al. An open randomized trial of second line endocrine therapy in advanced breast cancer. Comparison of the aromatase inhibitors letrozole and anastrozole. Eur J Cancer, 2003,39:2318–2327.

[15] Wakeling AE, Dukes M, Bowler J. A potent pure antiestrogen with clinical potential.

Cancer Res, 1991,15:3867–3873.

[16] Howell A, Robertson JF, Abram P, et al. Comparison of fulvestrant versus tamoxifen for the treatment of advanced breast cancer in postmenopausal women previously untreated with endocrine therapy: a multinational, double-blind, randomized trial. J Clin Oncol, 2004,22:1605–1613.

[17] Howell A, Robertson JF, Quaresma Albano J, et al. Fulvestrant (ICI 182,780) is as effective as anastrozole in postmenopausal women with advanced breast cancer progressing after prior endocrine treatment. J Clin Oncol, 2002,20:3396–3403.

[18] Osborne CK, Pippen J, Jones SE, et al. Adouble-blind, randomized trial comparing the efficacy and tolerability of fulvestrant with anastrozole in postmenopausal women with advanced breast cancer progressing on prior endocrine therapy: results of a North American trial. J Clin Oncol, 2002, 29:3386–3395.

[19] Chia S, Gradishar W, Mauriac J. Double-blind randomized placebo controlled trial of fulvestrant compared with exemestane after prior nonsteroidal aromatase inhibitor therapy in postmenopausal women with hormone receptor positive advanced breast cancer: Results from EFFECT. J Clin Oncol,2008,26:1664–1670.

[20] Howell A, Pippen J, Elledge RM. Fulvestrant versus anastrozole for the treatment of advanced breast carcinoma: a prospective planned combined survival analysis of two multicenter trials. Cancer, 2005, 104:236–239.

[21] Di Leo A, Jerusalem G, Petruzelka L, et al. Results of the CONFIRM phase III trial comparing fulvestrant 250 mg with fulvestrant 500 mg in postmenopausal women with estrogen receptor positive advanced breast cancer. J Clin Oncol, 2010, 28:4594–4600.

[22] Di Leo A, Jerusalem G, Petruzelka L, et al. Final overall survival: fulvestrant 500 vs 250 mg in the randomized CONFIRM trial,2014. J Natl Cancer Inst 106: djt337

[23] Robertson J, Llombart-Cussac A, Rolski J, et al. Activity of fulvestrant 500 mg versus anastrozole 1 mg as first-line treatment for advanced breast cancer: results from the FIRST study. J Clin Oncol, 2009,27:4530–4534.

[24] Robertson J, Lindemann J, Llombart-Cussac A, et al. Activity of fulvestrant 500 versus anastrozole 1 m as first-line treatment for advanced breast cancer-follow-up analysis from the randomized FIRST study. Breast Cancer Res Treat, 2012,136:503–511.

[25] Ellis M, Llombart-Cussac A, Feltl D, et al. Fulvestrant 500mg versus anastrozole 1mg for the first-line treatment of advanced breast cancer: overall survival analysis from the phase II FIRST study. J Clin Oncol, 2015,33:3781–3786.

[26] Robertson JF, Bondarenko I, Trishkina E, et al. Fulvestrant 500 mg versus anastrazole 1 mg for hormone receptor-positive advanced breast cancer (FALCON): an international, randomized, double-blind, phase 3 trial. Lancet, 2016, 388:2997–3005.

[27] Bergh J, Jonsson PE, Lidbrink EK, et al. FACT: an open label randomized phase III study of fulvestrant and anastrozole in combination compared to anastrozole alone as

first line therapy for patients with receptor-positive postmenopausal breast cancer. J Clin Oncol,2012,30:1919–1925.

[28] Mehta RS, Barlow WE, Albain KS, et al. Combination anastrozole and fulvestrant in metastatic breast cancer. N Engl J Med, 2012,367:435–444.

[29] Johnstom SR, Kilburn LS, Ellis P, et al. Fulvestrant plus anastrozole or placebo versus exemestane alone after progression on non-steroidal aromatase inhibitors in postmenopausal patients with hormone-receptor positive locally advanced or metastatic breast cancer (SoFEA): a composite, multicenter, phase 3 randomised trial. Lancet Oncol,2013, 14:989–998.

[30] Finn RS, Crown JP, Lang I, et al. The cyclin-dependent kinase 4/6 inhibitor palbociclib in combination with letrozole versus letrozole alone as first-line treatment of estrogen receptor positive, HER–2 negative, advanced breast cancer (PALOMA–1/TRIO–18): a randomized phase 2 study. Lancet Oncol, 2015,16:25–35.

[31] Finn RS, Martin M, Rugo S. Palbociclib and letrozole in advanced breast cancer. N Engl J Med, 2016,375:1925–1936.

[32] Turner NC, Ro J, Andre F, et al. Palbociclib in hormone receptor positive advanced breast cancer. N Engl J Med, 2015,373:209–219.

[33] Cristofanilli M, Turner NC, Bondarenko I, et al. Fulvestrant plus palbociclib versus fulvestrant plus placebo for treatment of hormone-receptor positive, HER2-negative metastatic breast cancer that progressed on previous endocrine therapy (PALOMA–3): final analysis of the multicenter, double blind, phase 3 randomised controlled trial. Lancet Oncol,2016,17:425–439.

[34] Phase III Study of Palbociclib (PD–0332991) in Combination With Endocrine Therapy (Exemestane or Fulvestrant) Versus Chemotherapy (Capecitabine) in Hormonal Receptor (HR) Positive/HER2 Negative Metastatic Breast Cancer (MBC) Patients With Resistance to Non-steroidal Aromatase Inhibitors (PEARL) (ClinicalTrials.gov Identifier: NCT02028507).

[35] Hortobagyi GN, Stemmer SM, Burris HA, et al. Ribociclib as First-Line Therapy for HR-positive, advanced breast cancer. N Engl J Med, 2016, 375:1738–1748.

[36] A Randomized Double-blind, Placebo-controlled Study of Ribociclib in Combination With Fulvestrant for the Treatment of Men and Postmenopausal Women With Hormone Receptor Positive, HER2-negative, Advanced Breast Cancer Who Have Received no or Only One Line of Prior Endocrine Treatment MONALEESA 3 (ClinicalTrials.gov Identifier: NCT02422615).

[37] Dickler MN, Tolaney SM, Rugo HS. MONARCH 1: Results from a phase II study of abemaciclib, a CDK4 and CDK6 inhibitor, as monotherapy, in patients with HR +/ HER–2–breast cancer after chemotherapy for advanced disease. J Clin Oncol, 2016, 34, suppl; abstr 510.

[38] MONARCH 2: A Randomized, Double-Blind, Placebo-Controlled, Phase 3 Study of Fulvestrant With or Without Abemaciclib, a CDK4/6 Inhibitor, for Women With Hormone Receptor Positive, HER2 Negative Locally Advanced or Metastatic Breast CancerA Study of Abemaciclib (LY2835219) ClinicalTrials.gov Identifier: NCT02107703.

[39] A Randomized, Double-Blind, Placebo-Controlled, Phase 3 Study of Nonsteroidal Aromatase Inhibitors (Anastrozole or Letrozole) Plus LY2835219, a CDK4/6 Inhibitor, or Placebo in Postmenopausal Women With Hormone Receptor-Positive, HER2– Negative Locoregionally Recurrent or Metastatic Breast Cancer With No Prior Systemic Therapy in This Disease Setting. A Study of Nonsteroidal Aromatase Inhibitors Plus Abemaciclib (LY2835219) in Postmenopausal Women With Breast Cancer (MONARCH 3) ClinicalTrials.gov Identifier: NCT02246621.

[40] Baselga J, Campone M, Piccart M, et al. Everolimus in postmenopausal hormone-receptor positive advanced breast cancer. N Engl J Med, 2012, 366:520–529.

[41] Yardley DA, Noguchi S, Pritchard KI, et al. Everolimus plus exemestane in postmenopausal patients with HR-positive breast cancer: BOLERO–2 final progression free survival analysis. Adv Ther, 2013,30:870–884.

[42] Piccart M, Hortobagyi GN, Campone M. Everolimus plus exemestane for hormone receptor positive, HER–2 negative advanced breast cancer: overall survival results from BOLERO–2. Ann Oncol, 2014,25:2357–2362.

[43] Toy W, Shen Y, Won H, et al. ESR1 ligand binding domain mutations in hormone resistant breast cancer. Nat Genet, 2013, 45: 1439–1445.

[44] Turner, et al. Efficacy of palbociclib plus fulvestrant in patients with metastatic breast cancer and ESR1 mutations in circulating tumor DNA. J Clin Oncol, 2016,34 (suppl; abstr 512).

[45] Fribbens C, O'Leary B, Kilburn L. Plasma ESR1 mutations and the treatment of estrogen receptor-positive advanced breast cancer, 2016,34: 2961–2968.

[46] Krop I, Johnston S, Mayer IA. The FERGI phase II study of the PI3 K inhibitor pictilisib (GDC–0941) plus fulvestrant vs fulvestrant plus placebo in patients with ER+, AI resistant advanced or metastatic breast cancer–Part I results. SABCS, Abstract S2–02,2014.

[47] Baselga J, Im S-A, Iwata H, et al. PIK3CA status in circulating tumor DNA predicts efficacy of buparlisib plus fulvestrant in postmenopausal women with endocrine-resistant HER+/HER2– advanced breast cancer: first results from the randomized, phase III BELLE–2 trial. SABCS, Abstract S6–01,2015.

[48] Di Leo A, Lee K, Ciuelos E, et al. BELLE–3: a phase III study of buparlisib and fulvestrant in postmenopausal women with HR+, HER2–, AI-treated, locally advanced or metastatic breast cancer, who progressed on or after mTOR inhibitorbased treatment. SABCS, Abstract S4–07,2016.

[49] Yardley DA, Ismail-Khan R, Klein P. Results of ENCORE 301, a randomized phase

II, double blind, placebo controlled study of exemestane with or without entinostat in postmenopausal women with locally recurrent or metastatic estrogen receptor positive breast cancer progressing on a nonsteroidal AI. J Clin Oncol suppl,2011, 27, abstr 268.

[50] Thurlimann B, Robertson JF, Nabholtz JM, et al. Efficacy of tamoxifen following anastrozole compared to anastrozole following tamoxifen as first-line treatment for advanced breast cancer in postmenopausal women. Eur J Cancer,2003, 39:2310.

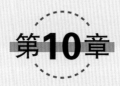

第10章

乳腺癌的免疫治疗

April Swoboda, Rita Nanda

A. Swoboda · R. Nanda (✉)
Section of Hematology/Oncology, 5841 S. Maryland Ave, MC 2115, Chicago,
IL 60616, USA
e-mail: rnanda@medicinc.bsd.uchicago.edu

© Springer International Publishing AG 2018
W. J. Gradishar (ed.), *Optimizing Breast Cancer Management*, Cancer Treatment
and Research 173, https://doi.org/10.1007/978-3-319-70197-4_10

摘要： 有效抗肿瘤的免疫应答需要适应性和先天性免疫系统细胞之间相互作用。这通常需要3个关键要素：活化的细胞毒性T细胞，活化的T细胞浸润到肿瘤微环境中，以及活化的T细胞杀死肿瘤细胞。肿瘤的免疫逃逸可由以上3个关键要素中任一要素的破坏而发生，导致3种不同的癌症免疫缺陷表型。免疫炎症表型的特征在于存在强大的肿瘤免疫浸润，表明存在抑制因子抑制了活化的T细胞对肿瘤细胞的杀伤。程序性死亡受体−1（programmed death receptor-1，PD-1）是在T细胞、B细胞和NK细胞上表达的抑制性跨膜蛋白。PD-1与其配体（PD-L1/L2）被称为免疫检查点，它们的相互结合可以抑制细胞毒性T细胞的活性，减少外周效应性T细胞，以及促进效应T细胞向免疫抑制性调节性T细胞转化。目前正在积极地将阻断PD-1或PD-L1之间的信号传递，重新激活细胞毒性T细胞功能的免疫检查点抑制剂应用于乳腺癌的临床治疗中。

关键词： 乳腺癌；免疫疗法；免疫检查点抑制剂

10.1 引 言

免疫系统通常在多种因素的调解下达到一种微妙的平衡，这些因素既可以引发免疫反应，也可以抑制由免疫反应引起的过度炎症。免疫系统中固有免疫细胞和适应性免疫应答细胞可以根除体内的病原体和包括肿瘤在内的其他威胁。在肿瘤发生早期，肿瘤细胞可以引发急性炎症反应，引起固有免疫效应物的募集，包括巨噬细胞、NK细胞和树突细胞，导致干扰素 γ（IFN–γ）和白细胞介素–12（IL–12）的产生。这些因子通过刺激巨噬细胞和NK细胞对肿瘤细胞造成杀伤作用，同时，树突细胞成熟，对肿瘤相关抗原进行加工提呈，激活幼稚的T细胞。激活的T细胞进入并渗透到肿瘤微环境中，在那里发挥杀灭肿瘤细胞的作用。这种适应性免疫应答理论上可以完全杀灭肿瘤细胞，或清除那些逃避免疫监视的肿瘤细胞。

可以有效杀伤肿瘤细胞的免疫应答需要 3 个关键要素：产生活化的可以靶向识别肿瘤的 T 细胞，活化的 T 细胞浸润到肿瘤微环境中，以及活化的 T 细胞清除肿瘤细胞[1]。肿瘤细胞的免疫逃逸可能发生于这 3 个关键要素中的任一环节出现问题时，从而产生了 3 种不同的癌症免疫缺陷表型[2]。免疫缺陷表型以肿瘤缺乏浸润性免疫细胞为特征，通常在 T 细胞生成受损时出现，与免疫忽视、耐受或 T 细胞激活失败有关。免疫排斥表型的特征是 T 细胞不能有效渗透至肿瘤微环境中，并且可能与免疫抑制细胞因子的表达有关，也可能与潜在的浸润至肿瘤床的障碍有关。免疫炎症表型的特征是肿瘤微环境中存在强大的免疫浸润，表明存在与抑制因子相关的抗肿瘤免疫反应。基于肿瘤细胞这些不同表型的生物学特征，可以确定潜在的免疫逃逸机制，并且可以开发激活相应抗肿瘤免疫应答的策略，最终达到有效和持续清除肿瘤的目的。

免疫检查点抑制已逐渐成为治疗各种恶性肿瘤的有效方法之一，最近几年美国 FDA 已加速批准一些免疫检查点抑制剂的临床应用。与其他恶性肿瘤相比，乳腺癌的免疫治疗研究进展相对较慢，因为乳腺癌是否是一种免疫原性疾病之前一直存在争议。现在我们已经知道许多乳腺癌是免疫原性的，并且富含肿瘤浸润淋巴细胞（tumor-infiltrating lymphocytes，TILs）[3]。而且，重新激活免疫系统以根治乳腺癌也逐渐成为一种前景较好的治疗方法，同时免疫检查点抑制治疗已显示出在晚期和早期乳腺癌中的临床效果。本章将对最新的乳腺癌免疫生物学特征和免疫治疗策略进行概述。

◾ 10.2 乳腺癌免疫治疗的原理

以往乳腺癌一直被视为是免疫沉默的，但最近几年的一些研究结果表明，至少有一部分乳腺癌能够刺激免疫系统。学者们经长期观察发现一些乳腺癌具有明显的淋巴细胞浸润[4]。这些以淋巴细胞为主的乳腺癌的特征是致密的淋巴细胞浸润，肿瘤浸润免疫细胞约占肿瘤床的 50% 或更大比例。大量研究表明，TILs 的比例越高，患者的预后越好。对近 16 000 例乳腺癌患者的研究显示，诊断时发现 TILs 的存在与三阴性乳腺癌（TNBC）和 HER2 阳性乳腺癌患者的预后相关[5]。对 481 例

TNBC 患者的研究发现，TILs 每增加 10％，DFS 就会提高 14％ [6]。对 387 例 HER2 阳性乳腺癌患者的研究显示，TILs 与复发呈负相关，TILs 每增加 1％，复发风险则降低 3％ [7]，但 TILs 密度似乎与 ER 阳性乳腺癌 的预后无相关性 [8]。TILs 除了与一些乳腺癌亚型的预后相关外，似乎还 可预测乳腺癌患者对治疗的反应。两项研究表明 TILs 密度与蒽环类药 物的化疗效果存在一定相关性 [9]。然而，基于曲妥珠单抗治疗 HER2 阳 性乳腺癌患者的临床研究显示出不一致的结果。FinHER 研究表明 TILs 密度增加可改善预后，而 NCCTG N9831 试验则观察到相反的结果 [10,11]。

程序性死亡受体 –1（PD–1）是在 T 细胞、B 细胞和 NK 细胞上表 达的抑制性跨膜蛋白受体，其配体是程序性死亡配体 1（programmed death-ligand，PD-L1），也称为 B7-H1，以及程序性死亡配体 2 （programmed death-ligand，PD-L2），也称为 B7-H2[12]。PD-L1 在多 种细胞的表面表达，包括肿瘤细胞和造血细胞；PD-L2 主要在造血细 胞中表达。PD–1 与其配体之间的相互作用可以直接抑制肿瘤细胞的凋 亡，减少外周效应 T 细胞，并促进效应 T 细胞向免疫抑制性调节性 T 细胞转化。CD8+ TILs 分泌效应性细胞因子（如 IFN–γ），促进 PD–1 和 PD-L1/L2 的上调，突出了它们作为免疫检查点的作用——类似于生 理性"刹车片"，抑制细胞毒性 T 的杀伤作用。大约 20％的乳腺癌不 同程度地表达 PD-L1，TNBC 和 HER2 阳性乳腺癌表达水平高于 ER 阳 性乳腺癌（分别为 33％、56％ 和 11％）。已经有研究评估了 PD-L1 的 表达对预后的意义，一部分研究表明 PD-L1 的表达与更好的预后相关， 但也有研究显示 PD-L1 的表达与预后不良相关。虽然 PD-L1 的表达对 乳腺癌预后的意义仍不清楚，但当在 PD-L1 阳性乳腺癌中阻断 PD-1 和 PD-L1 时可能产生更大的效应激发了学者们对乳腺癌免疫检查点抑制剂 的研究兴趣。

10.3 PD-1 的阻滞

派姆单抗（pembrolizumab，MK–3475）是一种高度选择性、人源 化免疫球蛋白（Ig）G4–κ 的特异性抗 PD–1 单克隆抗体，目前已获得 美国 FDA 批准用于晚期黑色素瘤、非小细胞肺癌、头颈部鳞状细胞癌

（SCCHN）、尿路上皮癌和经典的霍奇金淋巴瘤。2017 年 5 月，针对无法切除或转移性微卫星高度不稳定（MSI-H）或错配修复缺陷（dMMR）的成人和儿童肿瘤患者，派姆单抗获得了美国 FDA 的加速批准，这些肿瘤经之前的治疗发生进展，并且目前没有令人满意的替代治疗方案。是美国 FDA 授予的第一个基于肿瘤共同的生物标志物，而不是肿瘤起源的抗肿瘤药物。目前已经对派姆单抗单药和与化疗联合治疗晚期和早期乳腺癌进行了研究。

KEYNOTE-012 是对晚期 PD-L1 阳性实体瘤（包括 TNBC、胃癌、尿路上皮癌和头颈癌）患者行派姆单抗单药的Ⅰb 期多队列研究[13]。PD-L1 阳性的定义为免疫组织化学（IHC）通过使用 Merck 22C3 抗体检测到 PD-L1 在基质或 ≥ 1% 的肿瘤细胞中表达。TNBC 队列招募了 32 例复发或转移的 PD-L1 阳性 TNBC 患者；筛选的 111 例 PD-L1 表达的患者中有 58.6% 为 PD-L1 阳性肿瘤。这些患者之前接受过多种乳腺癌治疗方案，其中位年龄为 50.5 岁，平均接受过两次针对转移性乳腺癌的全身治疗，其中有 46.9% 的患者接受了至少 3 次治疗。在可评估抗肿瘤活性的 27 例患者中，主要研究终点，即客观缓解率（objective response rate，ORR）为 18.5%，包括 1 例完全反应（complete responses，CR）和 4 例部分反应（partial responses，PR），中位反应时间为 17.9 周（范围为 7.3~32.4 周）。虽然观察到了持久的反应，但目前尚未达到中位持续反应时间（范围为 15.0 周至 ≥ 47.3 周），包括 3 例有效治疗超过 1 年且仍在治疗中的患者。治疗相关不良事件（treatment-related adverse events，TRAEs）大多轻微，且与在其他类型肿瘤中观察到的相似，最常见的是关节痛、疲劳、肌肉痛和恶心。5 例患者（15.6%）的不良事件 ≥ 3 级，并且有 1 例患者因弥散性血管内凝血（disseminated intravascular coagulation，DIC）死亡。

Ⅱ期 KEYNOTE-086 研究评估了两个队列的派姆单抗治疗：队列 A 为不考虑 PD-L1 表达水平、之前治疗的转移性 TNBC（mTNBC），队列 B 为一线 PD-L1 阳性 mTNBC[14,15]。队列 A 中有 170 例患者（中位年龄 53.5 岁；范围 28~85 岁），其中有 43.5% 的患者之前进行了 3 线治疗，61.8% 的患者为 PD-L1 阳性肿瘤[14]。中位随访时间 10.9 个月，9

例患者（5.3%）未服用派姆单抗。主要研究终点——总体 ORR 为 4.7%[95% CI（2.3%，9.2%）]；无论 PD-L1 表达如何，ORR 均相同（PD-L1 阳性患者为 4.8%，PD-L1 阴性患者为 4.7%）。疾病控制率（disease control rate，DCR）为 7.6% [DCR = CR + PR + 病情稳定（SD）≥ 24 周；95% CI（4.4，12.7）]。中位反应持续时间（duration of response，DOR）为 6.3 个月［范围 >（1.2 个月至 >10.3 个月）］；中位 PFS 和 OS 分别为 2.0 个月 [95% CI（1.9，2.0）] 和 8.9 个月 [95% CI（7.2，11.2）]。60% 的患者发生了任何等级的 TRAEs，而 12.4% 的患者发生了 3 级 TRAEs。该研究过程中没有毒副反应造成的死亡事件，4% 的患者因 TRAEs 停用了派姆单抗。KEYNOTE-086 研究队列 B 中前 52 例 PD-L1 阳性 mTNBC 一线治疗患者的中位年龄为 53 岁（范围 26~80 岁），87% 的患者既往接受过新辅助治疗[16]。中位随访时间为 7.0 个月（范围 4.4~12.5 个月），15 例（29%）患者仍接受派姆单抗治疗。主要研究终点是安全性，37 例（71%）患者发生 TRAEs，最常见的是疲劳（31%）、恶心（15%）和腹泻（13%）。4 例（8%）患者的 TRAEs ≥ 3 级，其中背痛、疲劳、低钠血症、低血压和偏头痛分别为 1 例。无患者因为毒副反应死亡或停用派姆单抗。ORR 为 23.1% [95% CI（14%，36%）]，其中 2 例 CR 和 10 例 PR。中位反应时间为 8.7 周（范围为 8.1~17.7 周），中位 DOR 为 8.4 个月（范围为 2.1~8.4 个月），数据截止时有 8 例（67%）的反应仍在持续。中位 PFS 为 2.1 个月 [95% CI（2.0，3.9）]，预期 6 个月 PFS 率为 28%。派姆单抗单药治疗与 mTNBC 化疗的随机 III 期临床试验正在进行中[17]。

Ⅰb 期 KEYNOTE-028 试验检测了 25 例转移性、PD-L1 阳性、ER 阳性或 HER2 阴性乳腺癌患者给予派姆单抗的临床效果[18]。试验共筛选了 261 例患者，其中 18.4% 为 PD-L1 阳性乳腺癌；患者的中位年龄为 53 岁（范围 36~79 岁），80% 的患者接受了 ≥ 3 线的晚期乳腺癌治疗。ORR 为 12% [95% CI（2.5%，31.2%）]，由 3 个 PR 构成。4 例患者 [16%；95% CI（4.5%，36.1%）] 为 SD，临床获益率（CBR：定义为 ORR+SD 持续 ≥ 24 周）为 20%。中位反应时间为 8 周，所有 3 例反应者在 2015 年的圣安东尼奥乳腺癌研讨会（SABCS）初次报告时仍持续治疗中。TRAEs包括关节痛、疲劳、肌痛和恶心，并且大多数是1~2级。级别≥3的TRAEs包括自身免疫性肝炎、γ-谷氨酰转移酶（gamma-glutamyl transferase，GGT）水平升高、肌无力、恶心和感染性休克。未报道与治疗相关的死亡。

Ⅰb或Ⅱ期研究评估了派姆单抗联合艾日布林（eribulin）治疗mTNBC，未检测PD-L1的表达[19]。2016年SABCS对前39例入组患者（n=7，Ib期；n=32，Ⅱ期）进行了中期分析。中位年龄为53岁（范围32~80岁），该研究包括先前在转移性环境中接受0~2线化疗的患者。主要研究终点是安全性和耐受性（Ib期），并且评估ORR（Ⅱ期）；次要研究终点为PFS、OS和DOR。Ib期末观察到剂量限制性毒性（dose-limiting toxicities，DLT）。最常见的TRAEs是疲劳、恶心、周围神经病变、中性粒细胞减少和脱发，最常见的级别≥3的TRAEs是中性粒细胞减少和疲劳，通常在艾日布林单药疗法中观察到副作用。整体ORR为33.3%（1例CR和12例PR）。对于先前未在转移性环境中治疗的患者，ORR为41.2%[95% CI（19.3%，62.8%）]；对于先前在转移性环境中接受1~2线治疗的患者，ORR为27.3%[95% CI（11.3%，46.4%）]。PD-L1状态不能预测患者对治疗的反应：PD-L1阳性患者的ORR为29.4%[95% CI（11.1%，51.1%）]，而PD-L1患者为33.3%[95% CI（14.1%，54.6%）]。总体而言，派姆单抗和艾日布林联合治疗mTNBC显示出明显疗效，并且在联合组中观察到的毒副反应与任一单药疗法相当。目前正在进行一项Ⅲ期临床试验KEYNOTE-355，评估派姆单抗与3种不同化疗方法（紫杉醇，白蛋白结合紫杉醇，卡铂/吉西他滨）联合在mTNBC一线治疗中的安全性和有效性（ClinicalTrials.gov identifier：NCT02819518）。

I-SPY2（通过成像和分子分析预测患者对治疗的反应性的一系列研究）是针对Ⅱ~Ⅲ期乳腺癌患者正在进行的Ⅱ期平台试验，该试验正在评估多种新疗法与标准新辅助化疗（紫杉醇序贯多柔比星/环磷酰胺）联合应用的有效性[20]。I-SPY2试验利用基于生物标志物特征的新型自适应随机化算法，将患者分配到基于生物标志物特征有良好治疗反应的组别。I-SPY2的主要研究终点是病理完全缓解（pathologic complete response，pCR）率，其定义为 TNM 分期 ypT0 / TisN0。在 69 例患者中，与紫杉醇同时使用 4 个周期的派姆单抗显著增加了预估的 pCR 率。派姆单抗组的 TNBC 患者的预估 pCR 率为 60% [95% PI[①]（43% ~ 78%）]，而仅使用标准新辅助化疗（NACT）患者的 PCR 率为 20% [95% PI（6%，33%）]。在激素受体阳性 / HER2 阴性乳腺癌患者中，派姆单抗组的预估 pCR 率为 34% [95% PI（19%，48%）]，而仅使用标准 NACT 的对照组患者为 13% [95% PI（3%，24%）]。在派姆单抗组中，有 7 例出现级别 ≥ 3 的免疫相关不良事件（immune-related adverse events，IRAEs）：肾上腺皮质功能障碍（n=6），包括原发性和继发性肾上腺皮质功能障碍和结肠炎（n=1），其中 5 例肾上腺皮质功能障碍发生于 AC 方案完成之后（最后一次应用派姆单抗后 10~12 周），1 例发生于 AC 方案完成之前（首次应用派姆单抗后 5 周）。8 例患者发现 1~2 级甲状腺功能异常。由于观察到毒性，除了一直进行的连续甲状腺功能检测外，又增加了 AM 皮质醇水平的连续筛查。在派姆单抗组中最常见的 ≥ 3 级的 TRAEs 是腹泻、发热性中性粒细胞减少、疲劳、贫血和恶心。

Ⅲ 期 KEYNOTE-522 试验是一项正在进行的新辅助试验，评估卡铂 / 紫杉醇联合或不联合派姆单抗，序贯阿莫霉素 / 环磷酰胺联合或不联合派姆单抗治疗 TNBC 患者（ClinicalTrials.gov identifier：NCT03036488）的疗效。试验的主要研究终点是 pCR（定义为 ypT0 / TisN0）和无事件生存（event-free survival，EFS）。SWOG S1418 是一项正在进行的 Ⅲ 期辅助临床试验，旨在确定派姆单抗对 NACT 后仍有乳腺肿瘤残留的 TNBC 的作用；患者随机接受辅助性派姆单抗或安慰剂治疗 1 年（ClinicalTrials.gov identifier：NCT02954874）。

在 HER2 阳性乳腺癌患者中，曲妥珠单抗和 T-DM1 均可以显著提高 TILs，表明 HER2 信号传导可能是免疫抑制的机制之一[21,22]。多项试验正在研究抗 HER2 疗法与免疫检查点抑制剂的联合应用效果。PANACEA 是一项 Ⅰb 或 Ⅱ 期临床试验，评估了派姆单抗联合曲妥珠单抗在曲妥珠单抗耐药、PD-L1 阳性、HER2 阳性的转移性乳腺癌中

---

① PI：Bayesian probability interval，贝叶斯区间

的安全性和有效性 [23]。PembroMab 是一项 I b 或 II 期试验，评估无论 PD-L1 状态如何，派姆单抗联合曲妥珠单抗或 TDM-1 在转移性 HER2 阳性乳腺癌患者中的安全性和有效性（ClinicalTrials.gov identifier：NCT02318901）。

10.4 PD-L1 的阻滞

阿特珠单抗（atezolizumab，MPDL3280A）是一种高亲和力、人工化的 IgG1 单克隆抗体，抑制 PD-L1 与 T 淋巴细胞活化的负调节因子 PD-1 和 B7.1（CD80）的相互结合 [24]。PD-L1 通常在活化的 T 细胞上表达，阿特珠单抗可以对 Fc 结构域进行修饰，消除抗体依赖性细胞毒性（antibody-dependent cellular cytotoxicity，ADCC），从而防止表达 PD-L1 的 T 细胞的消耗 [25]。该药物目前已获美国 FDA 批准用于许多晚期癌症，包括尿路上皮癌和非小细胞肺癌。

一项 I a 期临床试验评估了阿特珠单抗单药治疗在多个不同队列人群中的安全性和有效性，其中包括有 115 例 mTNBC 患者的队列 [26]。mTNBC 队列最初招募 PD-L1 阳性乳腺癌患者，但后来被修改为包括 PD-L1 阴性患者。在预先筛选的患者中，63％ 为 PD-L1 阳性肿瘤，筛选标准为使用 SP142 抗体检测 PD-L1 阳性肿瘤浸润淋巴细胞（TILs）≥5％。患者的中位年龄为 53 岁（范围 29~82 岁），且大多经过多次预处理，58％ 的患者在转移状态时接受了至少 3 次系统治疗。结果显示：112 例可评估患者的 ORR 为 10％ [95％ CI（5％，17％）]，中位 DOR 为 21.1 个月（范围为 2.8 个月至大于 26.5 个月），中位 PFS 为 1.4 个月 [95％ CI（1.3，1.6）]。最初归类为 PD 的 3 例患者似乎有假性进展，即尽管出现了新的病变，但仍有临床获益和靶病变持续消退的证据 [27]。根据先前治疗方法的不同，ORR 也有所不同，先前未接受过治疗的转移性乳腺癌患者的 ORR 为 26％ [95％ CI（9％，51％）]，而之前过接受 2 线治疗患者的 ORR 为 4％ [95％ CI（0，18％）]，之前接受过 ≥3 线治疗患者的 ORR 为 8％ [95％ CI（3％，17％）]。当中位随访时间为 15.2 个月时，单药阿特珠单抗的 OS 为 9.3 个月 [95％ CI（7.0，12.6）]，

OS 率在 1 年时为 41%［95% CI（31%，51%）］，2 年和 3 年时为 22%［95% CI（12%，32%）］。值得注意的是，对于具有客观反应（CR 或 PR）的 11 例患者，OS 在 2 年时为 100%。TRAEs 比较常见，发生率约为 63%，最常见的是发热、疲劳和恶心，通常为 1~2 级且容易管理。11% 的患者经历了 ≥ 3 级的 TRAEs，发生了两种与治疗相关的死亡（肺动脉高压和住院患者未另行规定的死亡）。探索性生物标志物分析表明，较高水平的 TILs 和较低程度的 PD-L1 阳性细胞与阿特珠单抗单药治疗较好的 OS 相关。

一项 Ⅰ b 期研究评估了阿特珠单抗联合白蛋白结合紫杉醇对未考虑 PD-L1 表达的 mTNBC 患者的安全性和有效性[28]。初步招募 32 例患者，中位年龄为 55.5 岁（范围 32~84 岁），患者之前接受 0~3 线治疗。在数据截止时，32 例可评价疗效患者的 ORR 为 38%［95% CI（21%，56%）］，另外 2 例患者发现假性进展，出现了新的病变。根据 RECIST（实体瘤的反应评估标准）评分为 PD，但乳腺癌灶仍有部分反应，这种治疗的生物反应会长期存在。在 PD-L1 阳性队列中，ORR 为 36%［95% CI（11%，69%）］，而 PD-L1 阴性队列中，ORR 为 30%［95% CI（7%，65%]）。56% 的患者观察到 3 级或 4 级血液学毒副反应，均在临床可控范围，无须因此停止治疗。未发现 DLT 或与治疗相关的死亡。基于这些结果，IMpassion 130 试验研究了阿特珠单抗联合白蛋白结合紫杉醇的临床应用效果，这是一项 Ⅲ 期随机、双盲、安慰剂对照研究，用于 mTNBC 患者的一线治疗[29]。Ⅲ 期 NeoTRIPaPDL1 研究正在评估白蛋白结合紫杉醇和卡铂联合阿特珠单抗治疗新辅助治疗后局部晚期 TNBC 患者，主要研究终点是 EFS（Clinical Trials.gov identifier: NCT02620280），在局部晚期不可切除乳腺癌患者，或转移性 HER2 阳性乳腺癌患者中，评估阿特珠单抗联合紫杉醇、曲妥珠单抗和帕妥珠单抗的安全性和有效性的 Ⅱ 期临床试验最近开始招募患者（Clinical Trials.gov identifier: NCT03125928）。

阿维鲁单抗（Avelumab，MSB0010718C）是一种完全人源抗 PD-L1 的 IgG_1-κ 单克隆抗体，目前已获美国 FDA 批准用于晚期尿路上皮癌和梅克尔细胞癌。在 Ⅰ b 期 JAVELIN 实体肿瘤试验中，阿维鲁单抗用于标准治疗难治的局部晚期或转移性乳腺癌[30]。该研究未考虑患者 PD-L1 的表达或乳腺癌亚型，共纳入 168 例患者，中位年龄 55 岁（范围 31~81 岁）。这些患者经过大量预处理，其中 52.4% 的患者接受过 1~3 线的治疗。168 例患者中有 58 例（34.5%）是 TNBC，43% 为 HR 阳性或 HER2 阴性乳腺癌，15.5% 为 HER2 阳性乳腺癌，7% 为未知分子亚型的乳腺癌。整个队列的 ORR 为 4.8% [95% CI（2.1%，9.2%）]，1 例 CR 和 7 例 PR。在数据截止时，8 例有治疗反应的患者中有 5 例的治疗仍在持续。39 例患者（23.2%）观察到稳定的病情，总体 DCR 为 28%。在 TNBC 亚组中（$n=58$），有 5 例 PR 患者的 ORR 为 8.6% [95% CI（2.9%，19.0%）]。相反，HR 阳性 /HER2 阴性（$n=72$）和 HER2 阳性（$n=26$）队列的 ORR 分别为 2.8% [95% CI（0.3%，9.7%]）和 3.8% [95% CI（0.1%，19.6%）]。瘤体内具有 ≥ 10% 阳性 PD-L1 免疫细胞（所谓的免疫细胞"热点"）的 TNBC 患者中，44.4%（4/9）对治疗有反应。71.4% 的患者观察到 TRAEs，最常见的是疲劳、恶心和输液相关反应。

级别 ≥ 3 的 TRAEs 发生在 14.3% 的患者中，包括疲劳、贫血、GGT 增加、自身免疫性肝炎和关节痛，同时发现两例与治疗相关的死亡（急性肝功能衰竭和呼吸窘迫）。

10.5 结　论

一部分乳腺癌患者显然是具有免疫原性的。目前观察到一些乳腺癌的特征是致密的淋巴细胞浸润和 PD-L1 的表达，这引起了学者们对晚期乳腺癌中免疫检查点抑制研究的兴趣。免疫检查点抑制已证明在晚期乳腺癌中有适度的单药活性。虽然总体反应率相对较低，但观察到的反应通常非常持久，并且治疗耐受性良好，副作用轻微且容易控制。药物反应与 TIL 的密度相关，并且在 TNBC 中观察到最高的反应率，特别是在一线治疗中。PD-L1 阳性患者的反应率可能会增加，但不能作为一种预测因子。免疫检查点抑制剂联合化疗在早期乳腺癌的初步研究中已经显示出了前景较好的疗效，但也会增加免疫相关毒性的发生率。由于免疫检查点抑制剂的疗效基于某些特定的患者亚群，所以需要更精确的生物标志物来预测药物的反应性，从而提高治疗的反应率。PD-1 或

PD-L1 抑制剂联合化疗、靶向治疗、放射治疗，以及其他免疫检查点抑制剂的众多Ⅱ期和Ⅲ期随机临床试验正在进行中。综上所述，基于目前观察到的前景较好的临床效果，免疫检查点抑制剂可能会在不久的将来迅速获批应用于乳腺癌的临床治疗。

参考文献

[1] Chen DS, Mellman I. Oncology meets immunology: the cancer-immunity cycle. Immunity,2013, 39 (1): 1–10.

[2] Chen DS, Mellman I. Elements of cancer immunity and the cancer-immune set point. Nature, 2017,541(7637): 321–330.

[3] Cimino-Mathews A, et al. PD-L1 (B7-H1) expression and the immune tumor microenvironment in primary and metastatic breast carcinomas. Hum Pathol, 2016, 47(1): 52–63.

[4] LoiS,et al. Prognostic and predictive value of tumor-infiltrating lymphocytes in aphase Ⅲ randomized adjuvant breast cancer trial in node-positive breast cancer comparing the addition of docetaxel to doxorubicin with doxorubicin-based chemotherapy: BIG 02–98. J Clin Oncol, 2013, 31(7): 860–867.

[5] Savas P, et al. Clinical relevance of host immunity in breast cancer: from TILs to the clinic. Nat Rev Clin Oncol,2016, 13(4): 228–241.

[6] Adams S, et al. Prognostic value of tumor-infiltrating lymphocytes in triple-negative breast cancers from two phase Ⅲ randomized adjuvant breast cancer trials: ECOG 2197 and ECOG 1199. J Clin Oncol,2014, 32(27): 2959–2966.

[7] Salgado R, et al. Tumor-infiltrating lymphocytes and associations with pathological complete response and event-free survival in her2-positive early-stage breast cancer treated with lapatinib and trastuzumab: a secondary analysis of the NeoALTTO trial. JAMA Oncol 1, 2015, (4): 448–454.

[8] Ali HR, et al. Association between CD8+ T-cell infiltration and breast cancer survival in 12,439 patients. Ann Oncol,2014,25(8): 1536–1543.

[9] Dieci MV, et al. Prognostic and predictive value of tumor-infiltrating lymphocytes in two phase Ⅲ randomized adjuvant breast cancer trials. Ann Oncol, 2015,26(8): 1698–1704.

[10] Perez EA, et al. Association of stromal tumor-infiltrating lymphocytes with recurrence-free survival in the N9831 adjuvant trial in patients with early-stage HER2–positive breast cancer. JAMA Oncol,2016, 2(1): 56–64.

[11] Loi S, et al. Tumor infiltrating lymphocytes are prognostic in triple negative breast cancer and predictive for trastuzumab benefit in early breast cancer: results from the FinHER trial. Ann Oncol, 2014,25(8): 1544–1550.

[12] Freeman GJ,et al. Engagement of the PD–1 immunoinhibitory receptor by a novel B7 family member leads to negative regulation of lymphocyte activation. J Exp Med, 2000, 192(7): 1027–1034.

[13] Nanda R, et al. Pembrolizumab in patients with advanced triple-negative breast cancer: phase Ib KEYNOTE–012 study. J Clin Oncol, 2016,34(21): 2460–2467.

[14] Adams S, et al. Phase 2 study of pembrolizumab (pembro) monotherapy for previously treated metastatic triple-negative breast cancer (mTNBC): KEYNOTE–086 cohort A. J Clin Oncol, 2017,35(15_suppl): 1008.

[15] Adams S, et al. Phase 2 study of pembrolizumab as first-line therapy for PD-L1, Äì positive metastatic triple-negative breast cancer (mTNBC): Preliminary data from KEYNOTE–086 cohort B. J Clin Oncol,2017, 35(15_suppl): 1088.

[16] Adams S, et al. Phase 2 study of pembrolizumab as first-line therapy for PD-L1-positive metastatic triple-negative breast cancer (mTNBC): Preliminary data from KEYNOTE–086 cohort B. J Clin Oncol, 2017, 35(15_suppl): 1088.

[17] Winer EP,et al. KEYNOTE–119: A randomized phase III study of single-agent pembrolizumab (MK–3475) vs single-agent chemotherapy per physician's choice for metastatic triple-negative breast cancer (mTNBC). J Clin Oncol, 2016, 34(15_suppl): p. TPS1102–TPS1102.

[18] Rugo H, et al. Abstract S5–07: Preliminary efficacy and safety of pembrolizumab (MK–3475) in patients with PD-L1-positive, estrogen receptor-positive (ER+)/HER2–negative advanced breast cancer enrolled in KEYNOTE–028. Cancer Res, 2016,76(4 suppl): p. S5–07–S5–07.

[19] Tolaney S, et al. Abstract P5–15–02: Phase 1b/2 study to evaluate eribulin mesylate in combination with pembrolizumab in patients with metastatic triple-negative breast cancer. Cancer Res,2017,77(4 suppl): p. P5–15–02–P5–15–02.

[20] Nanda R, et al. Pembrolizumab plus standard neoadjuvant therapy for high-risk breast cancer (BC): Results from I–SPY 2. J Clin Oncol, 2017,35(15 suppl): 506.

[21] Gennari R, et al. Pilot study of the mechanism of action of preoperative trastuzumab in patients with primary operable breast tumors overexpressing HER2. Clin Cancer Res, 2004, 10 (17): 5650–5655.

[22] Muller P, et al. Trastuzumab emtansine (T-DM1) renders HER2+ breast cancer highly susceptible to CTLA-4/PD-1 blockade. Sci Transl Med, 2015, 7(315): pp 315ra188.

[23] Loi S, et al. Abstract OT3–01–05: PANACEA (IBCSG 45–13/BIG 4–13): A phase Ib/II trial evaluating the efficacy of pembrolizumab and trastuzumab in patients with trastuzumab–resistant, HER2-positive, metastatic breast cancer. Cancer Res,2016, 76(4 suppl): p. OT3–01–05–OT3–01–05.

[24] Herbst RS, et al. Predictive correlates of response to the anti-PD-L1 antibody MPDL3280A in cancer patients. Nature, 2014,515(7528): 563–567.

[25] Powles T, et al. MPDL3280A (anti-PD-L1) treatment leads to clinical activity in metastatic bladder cancer. Nature, 2014,515(7528): 558–562.

[26] Emens LA, et al. Abstract 2859: Inhibition of PD-L1 by MPDL3280A leads to clinical activity in patients with metastatic triple-negative breast cancer (TNBC). Cancer Res, 2015,75(15 suppl): 2859.

[27] Hodi FS, et al. Evaluation of immune-related response criteria and RECIST v1.1 in patients with advanced melanoma treated with pembrolizumab. J Clin Oncol, 2016, 34(13): 1510– 1517.

[28] Adams S, et al. Phase Ib trial of atezolizumab in combination with nab-paclitaxel in patients with metastatic triple-negative breast cancer (mTNBC). J Clin Oncol, 2016,34(15 suppl): 1009.

[29] Emens LA, et al. IMpassion130: a Phase Ⅲ randomized trial of atezolizumab with nab-paclitaxel for first-line treatment of patients with metastatic triple-negative breast cancer (mTNBC). J Clin Oncol, 2016,34(15 suppl): p. TPS1104–TPS1104.

[30] Dirix L, et al. Abstract S1–04: Avelumab (MSB0010718C), an anti-PD-L1 antibody, in patients with locally advanced or metastatic breast cancer: A phase Ib JAVELIN solid tumor trial. Cancer Res,2016, 76(4 suppl): p. S1–04–S1–04.

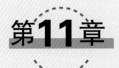

乳腺癌治疗对性功能的影响

Lauren Streicher, James A. Simon

L. Streicher (✉) · J. A. Simon
The Northwestern Medicine Center for Sexual Medicine and Menopause,
Feinberg School of Medicine, Chicago, USA
e-mail: lstreicher@nm.org

J. A. Simon
George Washington University, Washington, USA

© Springer International Publishing AG 2018
W. J. Gradishar (ed.), *Optimizing Breast Cancer Management*, Cancer Treatment
and Research 173, https://doi.org/10.1007/978-3-319-70197-4_11

摘要：雌激素剥夺以及放疗、化疗和手术治疗等干预措施会对女性乳腺癌患者的性欲、性唤起、性高潮和性快感产生显著的负面影响。尽管目前乳腺癌患者可以获得相对安全有效的治疗，但是对于幸存者来说，评估和治疗女性性功能障碍是一个潜在且重要的研究领域。

关键词：女性性功能障碍；性欲减退；性交疼痛；更年期泌尿生殖系统综合征；阴道雌激素；脱氢表雄甾酮；CO_2点阵激光

11.1 引　言

研究显示，高达 75％ 的乳腺癌幸存者存在短暂或永久的身体、心理或人际关系问题[1]。乳腺癌的常规治疗手段可能会影响患者身体的外形，同时也可能会使患者丧失乳房或生殖器的性感。疲劳、失眠、抑郁、焦虑和伴侣问题是影响身体和荷尔蒙变化的重要因素。

然而，对于许多女性来说，医源性绝经或雌激素剥夺疗法对性功能的不良影响最大。雌激素剥夺导致令人痛苦的血管舒缩症状，睡眠障碍，影响性欲和性唤醒认知功能的改变。雌激素剥夺对生殖系统的影响是深远的，不仅包括性交所需弹性和润滑的丧失，还包括局部血管功能受损，进而影响患者的性唤醒和性高潮。

在乳腺癌诊断和治疗初始，性功能常常被降级为"较低的优先级状态"。通常情况下，患者的乳腺癌治疗效果较好，性功能仍然处于较低的优先级，性功能丧失与严重的痛苦、抑郁情绪相关，对个人关系也会产生负面影响。重要的是要明白，40％ 的乳腺癌患者存在性功能障碍，同时许多幸存者在诊断和治疗之前就存在一定程度的性功能障碍[2]。放疗、手术或化疗可能会导致新发作的性功能障碍，往往也会加剧已经存在的性功能问题。

乳腺癌的诊断和治疗都可能导致性功能障碍的发生率升高，包括抑郁情绪，化疗及其导致的疲劳、脱发、短暂性或永久性低雌激素血症，以及骨髓抑制等。改变身体外形的乳房切除手术、内分泌治疗和乳房放疗会引起特殊的性功能问题。

◾ 11.2 乳房手术对性功能的影响

身体线条和乳房的敏感性与正常的性唤醒、性欲和达到性高潮的能力有关，因此，任何改变乳房外形的手术都会对性功能产生负面影响。一项前瞻性试验评估了保留乳房治疗与乳房切除术对患者性功能的影响，与健康对照组相比，患者在保乳手术后未发现性功能的显著改变。值得注意的是，更多接受乳房切除术的女性患者显示出不同程度的性欲、性觉醒、达到性高潮的能力和性高潮强度方面的障碍 [3]。乳房重建手术，包括重建手术的时机对性功能的影响是复杂和多因素的。一项前瞻性研究随访并比较了 190 例乳腺癌患者，包括仅接受乳房切除术的患者，乳房切除术和即刻重建术的患者，以及乳房切除术后延迟重建女性患者的性心理功能的差异 [4]。与假设的乳房重建的心理获益相反，无论是否重建或重建时间如何，女性患者的性心理困扰都很明显。单纯乳房切除术组，乳房切除术后立即重建组和延迟重建组的女性患者在手术后 1 年内的性功能没有差异。

手术后乳房重建的时间间隔可能比重建手术的类型或重建的时机更重要。在另一项关于乳腺癌患者的心理参数（包括性功能）的研究中，发现术后 6 年，接受单纯乳房切除术与乳房切除术后延迟乳房重建患者之间的差异与术后即刻重建的差异相比，两组均有显著改善 [5]。

脂肪移植作为乳房重建的辅助手段似乎是安全的，可以提高乳房的满意度和性健康 [6]。

以降低风险为目的的双侧卵巢切除术（伴有或不伴有子宫切除）可以立即导致患者出现更年期症状。此外，卵巢切除术可以导致卵巢分泌雄激素的功能丧失 [7]。

对接受手术降低风险的女性乳腺癌患者，经过验证的调查问卷发现 80% 的女性乳腺癌患者存在性功能障碍，82% 的患者有性欲减退症（hypoactive sexual desire disorder，HSDD）。研究组中的许多女性患者也在使用辅助内分泌治疗，与他莫昔芬相比，芳香化酶抑制剂与减少润滑，性唤醒，达到性高潮的能力，以及更多的性交困难显著相关。

11.3 放射治疗对性功能的影响

确定放射疗法对乳腺癌患者性功能的影响通常比较困难，因为大多数接受放射治疗的女性患者同时也会进行乳房手术和（或）化疗。尽管如此，放射治疗产生的慢性乳房疼痛，乳房皮肤和颜色的改变，淋巴水肿和引起的肩部疼痛都会影响身体外形和性功能。2014 年对 633 例女性患者进行的回顾性分析显示，与未行放射治疗的患者相比，接受放射治疗 3 年后，患者的性功能明显下降[8]。

11.4 内分泌治疗对性功能的影响

激素受体阳性女性乳腺癌患者的内分泌治疗通常包括芳香化酶抑制剂和选择性雌激素受体调节剂。这些治疗可以引发或加重更年期症状，如血管舒缩、泌尿系统症状和阴道萎缩，性交困难和无法进行阴道穿刺是常见的后遗症[9]。他莫昔芬治疗对女性乳腺癌患者性功能的影响差异很大，这可能与患者所处的周围环境中雌激素和雄激素的影响有关。雌激素和雄激素的产生都是高度可变的，并且取决于绝经前和绝经后卵巢的状态。应用他莫昔芬治疗的患者中有高达31%存在性交困难。

服用芳香化酶抑制剂比服用他莫昔芬治疗的女性患者表现出更加严重的性功能障碍。在一项针对服用芳香化酶抑制剂治疗后性功能满意程度的调查中，约93%的女性患者的性功能指数（female sexual function index，FSFI）被评为性功能障碍。大约75%的性功能障碍女性患者对此感到非常苦恼[10]。尽管在芳香化酶抑制剂使用之初，52%的女性具有性活跃能力，但是其中79%的患者出现了新的性功能障碍，其中24%的患者完全不再发生性行为。

基于女性乳腺癌人群的性功能研究显示，采用芳香化酶抑制剂治疗的患者中有4%对性生活不满意，50%的患者出现了性兴趣低的问题。采用芳香化酶抑制剂治疗的患者中有73.9%称润滑不足，56.5%的患者存在性交困难，不论激素的使用情况如何，与对照组相比，性功能障碍发生率明显升高。总体而言，大多数服用芳香化酶抑制剂的女性患者存在性功能障碍，这类问题令人痛苦且难以解决[9,11]。

评估女性乳腺癌患者的性健康需要掌握 4 种女性性功能障碍类型。

11.5 性欲障碍

性欲障碍包括性欲减退症（HSDD）和性厌恶症。HSDD 的定义为持续性或周期性性欲不足，或者缺乏性思维、性幻想和（或）对性活动的渴望，导致患者非常痛苦和出现人际关系方面的困难，并且不能做出其他方面障碍的解释（药物或一般健康状况）[12]。虽然这里使用了这个定义（来自 DSM Ⅳ TR），但最近 HSDD 伴性唤醒障碍被归入同一疾病，即女性性兴趣和性唤醒障碍（female sexual interest, and arousal disorder，FSIAD）[12]。

严格地说，乳腺癌患者不符合 HSDD 的诊断标准，因为性欲缺乏通常可以用慢性的医疗过程来解释。但话虽如此，无论病因如何，性欲缺乏或减退往往令患者痛苦，并且产生担忧，担心会对伴侣之间的亲密关系产生不利的影响。

乳腺癌患者的性欲减退或丧失通常是多因素的，也可能是以下任何一种情形所导致：

- 人际关系问题
- 有创伤或虐待史
- 药物（特别是 SSRIs 和其他精神类药物）
- 抑郁症
- 性交疼痛性障碍
- 乙醇
- 压力
- 疲劳
- 绝经
- 其他合并症（甲状腺功能减退症和尿失禁）

11.6 性觉醒受损

目前的诊断和统计手册（diagnostic and statistical manual，DSM）

将性无法唤醒作为性欲障碍的一部分（见上文 FSIAD），但许多性健康专家认为应该将它们分开，因为某人可能具有强烈的性欲（渴望性活动），但却没有体验到身体唤醒的感觉。性唤醒是一种主要血管功能的变化（血管舒张和血流量增加），很容易随着雌激素的缺乏受到抑制，雌激素缺乏会对内皮细胞的一氧化氮血管舒张途径造成影响。

11.7 性高潮障碍

性高潮障碍的定义为正常兴奋阶段后，持续性或周围性发作的性高潮延迟或缺乏，导致患者产生明显的痛苦或人际关系障碍[12]。研究发现，大多数乳腺癌幸存者除了存在原发性性高潮障碍外，还存在性高潮低于正常水平或性感缺失。

乳腺癌相关性高潮障碍的病因可能包括以下几种情形：

- SSRIs 类药物
- 其他药物（麻醉剂、苯二氮䓬类、锂类等）
- 性交疼痛
- 性创伤史
- 盆底疾病
- 绝经
- 情境或亲密关系
- 其他合并症（糖尿病神经病变、尿失禁、血管疾病、甲状腺功能减退症）

11.8 性交疼痛障碍

乳腺癌患者的性交疼痛包括浅表的性交疼痛（插入阴茎或"玩具"时的疼痛），深部的性交疼痛（抽插时深部盆腔的疼痛）。在大多数情况下浅表和深部性交疼痛常同时存在。阴道痉挛（目前已基本停止使用的术语）定义为女性在阴茎、手指或其他物体插入阴道时存在持续的困难。阴道痉挛是因患者对疼痛的心理预期或恐惧导致盆底肌肉非自主收缩的结果。

阴道痉挛通常是性交困难或其他之前的相关性创伤的继发后果，本质上是一种保护机制，"保护"患者免受心理预期的疼痛。即使在消除疼痛的最初原因之后，阴道痉挛仍可能持久存在，这时就需要借助"再教育"方法，即使用盆底物理疗法来消除"肌肉的记忆"。

低雌激素血症引起的外阴阴道萎缩是乳腺癌患者性交困难的最常见原因，在确定外阴或阴道组织萎缩是心理预期疼痛的主要因素之前，需要排除所有其他可能的原因。

11.9 浅表性性交困难的可能原因

- 雌激素缺乏（医源性或原发性）
- 外阴前庭炎
- 硬化性苔癣
- 扁平苔藓
- 女性生殖器切割
- 骨盆辐射
- 化疗或移植物抗宿主反应
- 高渗盆底
- 外阴皮肤状况
- 阴道痉挛

11.10 深部性交困难的可能原因

- 子宫内膜异位症
- 黏连
- 便秘
- 肠易激综合征
- 卵巢囊肿
- 子宫内膜炎
- 盆腔器官脱垂
- 子宫腺肌病

· 子宫肌瘤

· 间质性膀胱炎

· 膀胱癌

· 大肠憩室

· 盆腔感染

· 高渗盆底

11.11 病史与体格检查

大量研究表明，女性乳腺癌患者很少会在诊疗过程中提出性健康问题，但患者愿意在医生或高级护士诊疗过程中提出性健康问题之后参与讨论 [13]，因此，临床医生有责任先提出这个话题。每个患者，无论已婚还是单身，无论性取向如何，都应该对其性健康问题进行筛查，在这方面开放式问题通常最有效。方法之一是简单说明：许多患有乳腺癌的女性都有一定程度的性健康问题……她们的欲望水平，性活动中的快感，以及达到性高潮的能力都受到一定程度的影响。您在这方面感觉怎么样？

识别存在性健康问题的乳腺癌患者相对较好的模式（BETTER 模式）如下 [14]：

· B　Bring up，提出性健康话题

· E　Explain，解释性行为是生活质量的一部分，可以讨论

· T　Tell，告诉患者将提供医疗支持

· T　Timing，随时询问信息

· E　Educate，教育 Rx 的性副作用

· R　Record，记录

这个过程也可以选择使用性健康筛查员。虽然女性的性功能指数（FSFI-questionaire.com）通常用于性健康实践和研究，但更短的经过验证的版本通常足以确定哪些患者有此类问题并希望接受治疗 [15]（图 11.1）。

此外，医生应对患者进行心理评估，包括从心理角度，以及乳腺癌治疗的物理治疗、激素治疗和放化疗的角度，在理想情况下这些都应该

Please answer the following questions about your overall sexual function:

1. Are you satisfied with your sexual function?

☐ Yes ☐ No

If no, please continue.

2. How long have you been dissatisfied with your sexual function?

_____

3. Mark which of the following problems you are having, and circle the one that is most bothersome:

☐ Little or no interest in sex

☐ Decreased genital sensation (feeling)

☐ Decreased vaginal lubrication (dryness)

☐ Problem reaching orgasm

☐ Pain during sex

☐ Other: _____

4. Would you like to talk about it with your doctor?

☐ Yes ☐ No

图 11.1 性健康问题问卷

是评估的一部分。美国性教育咨询和治疗师协会（American Association of Sexuality Educators, Counselors and Therapists，ASSECT）对经过培训的有执照的心理卫生专业人员进行认证，这些专业人员经过培训可以提供深入的心理治疗，并为存在性健康问题的患者提供治疗。

ASSECT 认证的治疗师一般会采用以下 4 个步骤，即 P-LI-SS-IT 模型：

·P 许可（permission），创造一种舒适和允许患者讨论性健康问题的氛围，经常详细介绍性健康问题，从而将性行为普及为合理的健康问题。

·LI 有限的信息（limited information），解决特定的性健康问题，并试图纠正错误信息。

·SS 具体建议（specific suggestions），编写患者的性史或简介。

·IT 强化治疗（intensive therapy），给出相应的治疗建议。

然后，治疗师可以帮助客户制订关于这些问题来源的看法和想法，并与医疗服务提供者合作，制订切合实际的目标和解决方案。

11.12 体格检查

对存在性健康问题的女性乳腺癌患者进行有针对性的、系统的体格检查，是有效治疗计划早期重要的组成部分。未进行体格检查的评估可能导致误诊和性功能障碍治疗失败。*CA* 期刊 2016 年的综述对有性健康问题患者的体格检查进行了详细描述[16]。这种全面的体格检查最好由乳腺外科医生以外的从业者进行，包括对外阴、阴蒂、阴道黏膜、阴道pH 值、阴道壁、盆底和盆腔器官的详细检查。

11.13 治 疗

并非每例有性功能障碍的患者都需要治疗。患者做出治疗的决定通常是在感受性需求（"这到底有多重要"）和对治疗的担忧（"我现在最不需要的是更具侵入性的治疗方法或可能产生危险或不良副作用的药物"）之间取得平衡。如果患者拒绝接受治疗，请提供相关医疗资源，允许其可以随时向专业的医护人员寻求治疗方案。肿瘤内科、外科和放射肿瘤学家通常是乳腺癌患者的主要责任人，但通常无法管理乳腺癌治疗后引发的大量性健康问题。与经过认证的性治疗师的合作，可以很大程度地避免乳腺癌及其治疗带来的性功能障碍引发的心理和社会关系问题。如果患者选择继续治疗，则可以转诊至妇科医生或性健康专家。肿瘤学家仍应该熟悉药物治疗的原则，即使没有相关治疗药物的处方权也应如此，因为妇科医生或性健康专家如果提出建议，患者通常还会要求得到肿瘤科医生的批准。

11.14 性交疼痛的治疗

浅表性性交困难是性交过程中最常见的疼痛类型，通常是由低雌激素血症和（或）化疗引起的外阴和阴道组织萎缩引起。2013 年，术语"外阴阴道萎缩"被"更年期泌尿生殖系统综合征"所取代，囊括了除解剖变化外的症状描述，以及绝经后泌尿系统的症状，如尿频、灼热、尿急和复发性尿路感染[17]（表 11.1）。

表 11.1　更年期泌尿生殖系统综合征

症状	征兆
生殖器干燥	湿润度降低
性交时润滑度下降	弹性降低
性交不适或疼痛	小阴唇萎缩
性交后出血	苍白，红斑
性唤醒困难，性高潮障碍，性欲降低	阴道皱褶缺失
外阴及阴道的刺激、灼热、瘙痒	组织脆弱，裂缝，出血点
排尿困难	尿道外翻或脱垂
尿频和尿急	残余处女膜丢失
	尿道口突出
	复发性尿路感染

11.15 润滑剂

润滑剂通常是减轻阴道干燥和插入困难相关性疼痛的首选方法。润滑剂和阴道保湿剂虽然作用不同，但常混合使用。

性交时使用润滑剂可以减少摩擦。润滑剂可以立即起效，并且不会被吸收，通常用于阴道口和阴茎，一般不直接放置在阴道腔内。另一方面，为了预期的性行为，可以在阴道内定期应用长效的阴道保湿剂，旨在改变阴道黏膜的状态，不仅仅是简单地提供光滑的屏障。许多润滑剂在宣传时谎称为保湿剂作为营销策略，因为女性使用保湿剂比润滑剂更舒服。了解产品类型及特点的唯一方法是阅读说明书中对其成分及应用位置的描述。在咨询临床医生之前，许多女性已经尝试过"家用产品"，如凡士林、食用油或婴儿油，虽然偶尔有效，但这些产品可能会增加念珠菌病和细菌性阴道炎的风险 [18]。此外，油基和石油制品与乳胶安全套不兼容，应建议患者使用阴道专用产品。

市面上常见的润滑剂基本类别包括水基、硅氧烷基、透明质酸基和油基润滑剂，以及水和有机硅混合性润滑剂。有机硅和水基润滑剂通常兼容避孕套，油基润滑剂则不兼容。

11.16 水基润滑剂

水基润滑剂的价格相对低廉且容易获得。对许多女性患者来说已经足够了。但是由于水基润滑剂会随着水分的挥发逐渐变得黏稠，使用频率较高时水基润滑剂量往往不足。

大多数水基润滑剂含有甘油。虽然有传闻称甘油会促进阴道酵母菌感染，但目前缺乏数据支持[19]。丙二醇是一种常见的各种润滑剂的防腐剂，特别是在水基润滑剂中，部分女性患者如果觉得有刺激性，应该避免使用，尤其是化疗后的女性。

Pre-Seed® 是水基润滑剂的一种，因为不会抑制精子的活动，适用于试图怀孕的女性。因为其不含防腐剂，通常是化疗后女性患者首选的润滑剂。

11.17 有机硅润滑剂

有机硅润滑剂通常是相对优选的一种润滑剂，因为其非常光滑、持久且通常无刺激性。缺点是硅油润滑剂不能与表面有硅胶覆盖或硅胶制品的阴道"玩具"一起使用，因为会与硅胶产生反应并发生分解。有些女性会在"玩具"上放一个安全套来进行保护。

11.18 "特种"润滑剂

芬芳的润滑剂、加温润滑剂和刺激性润滑剂可能具有高度刺激性，通常应避免使用。

11.19 市面上常见的润滑剂种类和品牌

以下产品可在柜台购买，无刺激性，同时可以和避孕套兼容。

水基润滑剂种类和品牌：

· PINK water

· Liquid silk

· YES water-based

· Sliquid organics natural

· Astroglide

· JO water-based

· PJUR water-based

· Pre-Seed

有机硅润滑剂种类和品牌：

· Replens silky smooth

· Wet platinum

· JO premium personal lubricant

· PINK silicone lubricant

· SLIQUID organics silk

· PJUR eros woman bodyglide

· Swiss navy silicone

■ 11.20 保湿剂

真正长效的阴道保湿剂是通过增加细胞内水分含量来改变阴道黏膜的状态，提供弹性和润滑。尽管有数十种产品称自己为"保湿剂"，但大多数标有"身体私密"或"女性"的保湿产品实际上都是外阴的保湿剂或润滑剂，而不是真正的阴道保湿剂或润滑剂。在临床试验中只发现一种可以增加阴道弹性和润滑、用于阴道而非外阴的产品——Replens[20]。Replens 含有聚卡波非，这是一种黏附于阴道黏膜并促进胞内水分吸收的生物黏合剂。聚卡波非是一种弱酸，可以缓冲阴道组织的pH 值，使其保持在 3~4.5，从而有利于乳酸杆菌的定植。Replens 是唯一获得美国 FDA 批准的长效阴道保湿剂，可降低阴道的 pH 值，减少性交困难。许多性不活跃的女性患者使用 Replens 来减少慢性阴道刺激和感染，这样做也可能导致尿路感染。

透明质酸阴道凝胶是另一种非处方长效保湿剂，用于缓解阴道干燥。在一项小型开放性试验中，透明质酸与雌三醇一样（但没有局部雌二醇效果好）可以起到缓解阴道瘙痒、灼热和性交困难的作用[21]。

虽然润滑剂和保湿剂对于阴道轻度萎缩的女性患者来说是足够的，但严重的阴道萎缩通常需要药物干预来修复组织。

11.21 低剂量的阴道雌激素

人们通常认为低剂量的阴道雌激素产品对于有乳腺癌病史的女性是禁忌的[22]。雌激素局部治疗与较高全身剂量相关的风险特征不一致，局部治疗将雌激素全身吸收的风险降至最低[23]。

全身吸收取决于阴道萎缩的程度和使用的雌激素制剂类型[24]。阴道萎缩的程度取决于阴道上皮的脆弱程度和浅表细胞的损伤。随着阴道上皮完整性的改善和组织变厚，雌激素的吸收会降低[23]。对于雌激素的局部给药效果，目前还不清楚，需要进行长期的研究来验证。阴道规律使用低剂量雌激素可以有效维持积极的阴道组织效应，同时将全身吸收最小化[25]。目前低剂量阴道雌激素的剂型包括阴道片剂、阴道环和乳膏。阴道片剂和阴道环的雌激素全身吸收率较低，而且给药方案是固定的，这就避免了部分患者像乳膏一样的过量使用。乳膏可以为患者提供任意剂量的选择，可为具有严重阴道萎缩需要定点涂抹的患者提供便利。虽然使用乳膏时全身吸收增加，但研究发现无论使用何种剂量，乳腺癌复发率都未增加[26]。

2016 年，美国妇产科学院（American College of Obstetricians and Gynecologists，ACOG）发布了一项委员会推荐，对于有雌激素依赖性乳腺癌和接受乳腺癌治疗的患者，如果出现泌尿生殖系统症状，则推荐使用低剂量的阴道雌激素[27]。如果使用非激素方法无法缓解泌尿生殖系统症状，那么患者在肿瘤科医生的协商指导下，使用雌激素片剂或阴道环给予低剂量的阴道雌激素可能是合适的。目前通过对接受各种内分泌治疗乳腺癌患者的大规模、巢式病例队列的对照研究显示，使用阴道雌激素的女性乳腺癌患者的复发风险并未增加[28,29]。目前乳腺癌幸存者的全身雌激素水平的安全阈值仍然是未知的，需要进一步探索[30]，但雌激素阴道片剂和阴道环对服用芳香化酶抑制剂和他莫昔芬的女性乳腺癌患者的血清雌激素水平的影响既微小又短暂[29,31]。

11.22 奥培米芬

奥培米芬（ospemifene）是一种相对较新的药物，用于治疗由雌激素缺乏引起的中度至重度性交困难。作为一种选择性雌激素受体调节剂（selective estrogen receptor modulator，SERM），适用于有乳腺癌病史且存在性交困难的女性患者，因为它对外阴和阴道组织具有类似雌激素的激动作用，对子宫内膜的作用微弱，无临床意义，在乳房组织中有拮抗雌激素的作用[32,33]。虽然目前关于奥培米芬的长期影响数据有限，只有少数有乳腺癌病史的女性被纳入临床试验，但未发现乳房有明显变化，乳腺癌复发率也未见升高[34-38]。虽然禁止奥培米芬在雌激素依赖性乳腺癌患者治疗期间使用，但在成功完成辅助治疗后仍可以安全使用[33]。

11.23 阴道脱氢表雄酮（DHEA）

目前美国 FDA 批准的最新的治疗阴道萎缩的药物是阴道脱氢表雄酮（dehydroepiandrosterone，DHEA）[39,40]。在绝经后女性中，DHEA是全身所有性激素的无活性前体[41]。阴道 DHEA 仅在阴道组织内促进活化的性类固醇产生，而没有全身受累[42]。这种有针对性的反应将使DHEA 成为有乳腺癌病史患者阴道萎缩的理想治疗药物。虽然已经证实美国 FDA 批准的 DHEA 剂量确实限制了患者全身暴露于较高水平的血清性激素浓度下，但还需要进一步的研究来充分阐明阴道 DHEA 在乳腺癌患者和幸存者中的安全性[11,43]。

11.24 CO_2 点阵激光治疗

多年来，CO_2 激光已经成为一种减少面部皱纹、去除纹身和改善皮肤状况的方法。2014 年，美国 FDA 批准 CO_2 激光应用于医疗专业切口、切除、烧伤、蒸汽烫伤和软组织硬化，包括皮肤科和整形外科的美容，以及妇科的相关治疗。

CO_2 激光对于所有组织的治疗机制基本相似。分级光束穿透较小区域的组织，在上皮和固有层中产生小的消融伤口。局部有足够能量，可以治疗侧面的"多余组织"。可以调节激光能量的深度，使治疗局限于黏膜层和固有层，伤口组织刺激胶原蛋白重塑和再生，然后激活诸如趋化性、新胶原形成、血管生成、上皮形成和葡糖氨基葡聚糖（glycosaminoglycans，GAG）形成的修复机制。对组织学和治疗后阴道黏膜的初步检查发现，与局部组织雌激素作用的效果一致，浅表上皮、皱褶和润滑度都有所恢复 [44]。

在门诊就可以在无麻醉情况下行阴道和外阴组织的治疗，治疗过程大约 5min。具体操作为：将 10cm 管状阴道探针置于阴道中，以 1cm 间隔连续旋转和抽出，完成整个阴道腔的治疗。然后根据患者的需要，使用外部探针来治疗前庭和外阴。治疗前和治疗后的评估是必不可少的，因为不是所有的性交疼痛都是组织萎缩引起的继发性疼痛。

尽管缺乏相关数据，但 CO_2 激光越来越多地被应用于治疗由外阴和阴道萎缩引起的性交疼痛。一项美国临床试验测量了阴道壁弹性（扩张器评估）、FSFI、生活质量（QOL）和患者总体改善的满意程度 [45]，报道显示约 96% 的女性患者在随访中感到满意或非常满意，83% 的女性患者在 3 个月的随访中表示对扩张器尺寸的增加感到舒适；干燥和性交困难等问题显示出很大程度的改善，阴道健康评分指数和 FSFI 均有改善，且均有统计学差异。这项研究结果与之前欧洲早期研究的结果一致 [46]。

除了可以显著改善干燥和性交困难外，新的数据还显示 CO_2 激光疗法可以改善尿路症状（如尿急、灼热和复发性尿路感染）。还有证据初步表明 CO_2 激光可用于治疗复发性阴道炎和硬化性苔藓。目前未报告任何重大安全问题和不良反应事件，同时也不确定 CO_2 激光治疗的效果持续时间。生产 CO_2 激光治疗器械的公司建议每年进行一次强化治疗，但截至目前这个建议仍没有数据支持。为期 12 个月的随访确实显示出持续的治疗效果 [47]。

更多的数据和随机对照研究是必要的，但对于不建议或不愿使用选择性阴道雌激素受体调节剂、脱氢表雄酮或阴道局部雌激素产品的女性患者来说，CO_2 激光是一种很有前景的选择。需要注意的是，CO_2 激光治疗不是"美容"，而是一种医疗方式，不应用于阴道"保养"或"紧致"，CO_2 激光也不适用于治疗压力性尿失禁，以及非阴道萎缩导致的性欲低下、性觉醒受损或性高潮障碍。

与任何其他治疗一样，CO_2 激光治疗后效果的评估是必要的，因为不是所有的性交疼痛都是继发于阴道组织萎缩。CO_2 激光治疗后如果患者仍存在持续性疼痛，需要彻底检查以排除性交困难的其他原因，包括高位盆底功能障碍和继发于长期性交疼痛的阴道痉挛，此类患者通常需要给予盆底物理治疗和扩张器治疗。

鉴于众多女性患者的性需求得不到满足，CO_2 点阵激光治疗不失为一种不错的选择。

11.25 盆底 PT

在阴道和外阴组织恢复弹性和润滑后，通常需要行盆底理疗（PT）来治疗由于性交疼痛而引发的盆底功能障碍。性交疼痛时，盆底肌肉会反应性收缩，随着时间的推移，形成肌肉记忆。需要清除肌肉的这种记忆来缓解性交困难。此外，通常还需要扩张器治疗，以恢复阴道组织的弹性和消除阴道痉挛。

经验丰富的骨盆理疗师不仅可以有效缓解性交疼痛，还可以明确性交疼痛的来源。在对骨盆、脊柱和臀部进行全面的肌肉骨骼评估时，经常发现盆腔不对称和肌肉不平衡的女性患者存在骨盆痛和性交疼痛。通常疼痛的位置不是引起骨盆疼痛的位置，例如髋屈肌的收紧会使骨盆倾斜，并导致盆底肌肉紧张，这反过来会导致骨盆疼痛和功能障碍。

一旦确定了疼痛的来源，治疗师就会采用多种治疗方式，包括生物反馈疗法、电刺激、筋膜放松疗法和关节松动等。可以按摩软组织消除肌肉痉挛，并通过阴道或直肠直接触发骨盆底肌肉。这些技术确实可以消除疼痛，通过增加循环和组织氧合作用来改善组织的完整性，并恢复正常的肌肉静息张力和长度。

如果您的机构没有盆底物理治疗师，可以访问 www.herman wallace.com 或通过美国物理治疗协会网站 www.womenshealthapta.org 找到。

11.26 性欲淡漠的治疗

性欲淡漠需要根据每个患者的需求进行个性化治疗，这取决于患者的心理状态，当前和过去的病理结果，乳腺癌病情进展，以及与伴侣的关系。对于具有乳腺癌病史或正在接受辅助治疗的患者，性欲淡漠的原因可能是复杂的，需要经验性地尝试多种疗法来缓解。如上所述，乳腺癌患者和幸存者并不严格满足 HSDD 的定义，但 HSDD 的治疗过程和常见的治疗方案可能适合于解决她们的性欲淡漠。

11.27 性治疗与咨询

对于非性交疼痛导致性欲淡漠的女性患者来说，一线治疗是性教育和咨询。夫妻在专业性行为治疗师的帮助下确定需要干预的领域，增加患者的性知识，积极探索阻碍患者性欲的领域，并与患者及其伴侣一起尝试解决性欲淡漠的问题。从众多导致乳腺癌患者或幸存者性欲淡漠的因素中找到具体原因，将直接决定下一个治疗步骤。虽然目前没有临床随机对照试验数据的支持，但单独的认知疗法（例如认知行为疗法，动机性访谈，正念训练）已被证明可以显著改善性欲淡漠，但这些方法的临床效果应该以更严格的方式进一步证实[48]。

11.28 抗抑郁药

一些抗抑郁药表现出可能有助于治疗性欲淡漠的特点，例如增加对性暗示的反应（安非他酮或其他多巴胺激动剂），或降低对性暗示的抑制反应（曲唑酮，丁螺环酮）。一些临床随机对照试验探索这种说明书中未指出的益处应用于改善抑郁和非抑郁女性的性欲[49]。对于乳腺癌患者而言，抑郁症可能已经是一个严重的问题，并且抗抑郁处方药（例如选择性 5- 羟色胺，去甲肾上腺素再摄取抑制剂，选择性 5- 羟色胺再摄取抑制剂）可能是降低性欲的促进因素。临床医生可以与乳腺癌患者的精神科医生合作，将这些药物调整为可以促进性欲的抗抑郁药，以改善或解决其性欲降低。

11.29 睾　酮

目前已有临床研究非常详细地验证了睾酮治疗女性性欲淡漠的效果，并且美国相应的临床应用正在逐渐增加[50,51]。2014 年内分泌学会临床实践指南对存在性功能障碍的绝经后妇女使用睾酮表示赞同，并且大量证据表明睾酮治疗会影响性行为反应的各个方面[52]。这是对先前推荐的改变，该推荐受到来自睾酮贴片临床研究阳性结果的影响，该研究证明了睾酮贴片的安全性和功效。对睾酮贴片（300 μg/d）用于手术[53-56]和自然[57]绝经的 HSDD 女性的随机、双盲、安慰剂对照试验显示，无论是否行全身雌激素治疗[58]，患者均表现出性生活满意度增加，性欲增加，以及较低的不良反应事件。

迄今为止，学者们已经对有乳腺癌病史的女性进行了睾酮贴片或其他睾酮剂型的研究。结果显示，对于服用芳香化酶抑制剂的女性，阴道睾酮可作为雌激素的替代品[59]。Dahir 和 Travers-Gustafson 使用 FSFI 分析患者的报告结果时，发现性生活的各个方面均有所改善，差异有统计学意义[60]。在相似人群中使用相同给药方案的研究未观察到血清雌二醇水平的明显变化，同时由于血清雌二醇水平较低，大多数患者无法检测到血清雌二醇[61]。对于有乳腺癌病史的女性应用睾丸激素的安全性尚不完全清楚，需要进一步的临床研究确定睾酮对乳腺的影响[52,59]。对于希望接受睾酮治疗的女性患者，必须充分告知其未知的风险。

▪ 11.30 氟班色林

目前认为 HSDD 的病因是中枢神经系统（central nervous system，CNS）正常兴奋或抑制过程的功能障碍[62]。Arnow 及其团队[63] 使用功能磁共振成像（functional magnetic resonance imaging，fMRI）将存在 HSDD 女性的这种异常神经调节进行了可视化，结果显示存在 HSDD 的患者在出现色情刺激时，内侧额回和右下回的活化增加，而对照组正常女性则无这一变化。

2015 年，氟班色林（flibanserin）成为第一个被美国 FDA 批准的治疗绝经前女性 HSDD 的药物。氟班色林是一种非激素、突触后血清素 1A 激动剂 / 2A 拮抗剂，以局部方式起作用以减少血清素，并增加前额皮质中的多巴胺和去甲肾上腺素[64]。作为一种可选择的非激素类药物，氟班色林将成为乳腺癌幸存者的合理选择。事实证明，它可以显著增加性生活事件的频率，提高性欲，并减少与性生活相关的个人痛苦。尽管目前对于该药美国 FDA 的批准范围仅限于绝经前女性，但大规模随机对照试验的大量阳性数据表明：该药应用于绝经后妇女也是安全有效的[65]。此外，该试验的参与者经历了少数轻度至中度不良事件，包括头晕、嗜睡、恶心和头痛，这与绝经前的试验参与者一致[66-68]。

由于部分酒后低血压和晕厥的风险，美国 FDA 已经对氟班色林处方实施了强制性风险评估和缓解策略（Risk Evaluation and Mitigation Strategies，REMS）[69]。最终，该计划限制了临床肿瘤医生对氟班色林的处方权，因此可能需要使用氟班色林的患者需要转诊至经过认证的医生或机构。在进行为期 8 周的治疗后，可以评估患者对氟班色林的反应性，此时应与经过认证的医生协商决定是否继续治疗。

▪ 11.31 未来的选择

对于经常接诊女性性功能障碍患者的医生来说，应用某些药物说明书以外的作用的治疗并不新鲜。对于医生和患者来说，氟班色林的获批是革命性的。希望美国 FDA 将来可以批准氟班色林加入其他治疗方案。另外一种治疗药物是布雷默浪丹（bremelanotide），一种肾上腺皮质激素受体激动剂，可调节性中枢通路的反应 [70]，且已被证明在绝经前 [71,72] 和绝经后女性中可以引起显著的性唤醒反应 [73]，具有恶心、潮红、头痛和注射部位疼痛的最小不良反应事件 [72]，并且没有激素相互作用。对于存在乳腺癌诊断和治疗相关的性欲淡漠和性唤醒困难的女性来说，布雷默浪丹可能是性功能障碍的理想药物。Palatin Technologies 公司已宣布计划在 2017 年底前向美国 FDA 提交新药申请 [74]。

参考文献

[1] Raggio GA, Butryn ML, Arigo D, et al. Prevalence and correlates of sexual morbidity in long-term breast cancer survivors. Psychol Health,2014, 29:632–650.

[2] Shifren JL, Monz BU, Russo PA, et al. Sexual problems and distress in United States women: prevalence and correlates. Obstet Gynecol, 2008,112:970–978.

[3] Aerts L, Christiaens MR, Enzlin P, et al. Sexual functioning in women after mastectomy versus breast conserving therapy for early-stage breast cancer: a prospective controlled study. Breast, 2014,23:629–636.

[4] Metcalfe KA, Semple J, Quan ML, et al. Changes in psychosocial functioning 1 year after mastectomy alone, delayed breast reconstruction, or immediate breast reconstruction. Ann Surg Oncol, 2012,19:233–241.

[5] Metcalfe KA, Zhong T, Narod SA, et al. A prospective study of mastectomy patients with and without delayed breast reconstruction: long-term psychosocial functioning in the breast cancer survivorship period. J Surg Oncol, 2015,111:258–264.

[6] Bennet K, Qi J, Kim H. Association of fat grafting with patient-reported outcomes in post mastectomy breast reconstruction, 2017. JAMA Surg. doi:10.1001/jamasurg,2017.1716.

[7] Tucker PE, Saunders C, Bulsara MK, et al. Sexuality and quality of life in women with a prior diagnosis of breast cancer after risk-reducing salpingo-oophorectomy. Breast,2016,30:26–31.

[8] Albornoz CR, Matros E, McCarthy CM, et al. Implant breast reconstruction and radiation: a multicenter analysis of long-term health-related quality of life and satisfaction. Ann Surg Oncol,2014, 21:2159–2164.

[9] Baumgart J, Nilsson K, Evers AS, et al. Sexual dysfunction in women on adjuvant endocrine therapy after breast cancer. Menopause, 2013, 20:162–168.

[10] Schover LR, Baum GP, Fuson LA, et al. Sexual problems during the first 2 years of adjuvant treatment with aromatase inhibitors. J Sex Med, 2014,11: 3102–3111.

[11] Labrie F, Martel C. A low dose (6.5 mg) of intravaginal DHEA permits a strictly local action while maintaining all serum estrogens or androgens as well as their metabolites within normal values. Horm Mol Biol Clin Investig,2017,1(29):39–60.

[12] Diagnostic and Statistical Manual of Mental Disorders, 5th ed. American Psychiatric Association, Arlington, VA, 2013.

[13] Bachmann GA, Leiblum SR, Grill J. Brief sexual inquiry in gynecologic practice. Obstet Gynecol, 1989,73:425–427.

[14] Katz A. The sounds of silence: sexuality information for cancer patients. J Clin Oncol, 2005, 23:238–241.

[15] Rosen R, Brown C, Heiman J, et al. The Female Sexual Function Index (FSFI): a multidimensional self-report instrument for the assessment of female sexual function. J Sex Marital Ther,2000,26:191–208.

[16] Lindau ST, Abramsohn EM, Baron SR, et al. Physical examination of the female cancer patient with sexual concerns: what oncologists and patients should expect from consultation with a specialist. CA Cancer J Clin,2016, 66:241–263.

[17] Portman DJ, Gass ML. Genitourinary syndrome of menopause: new terminology for vulvovaginal atrophy from the International Society for the Study of Women's Sexual Health and the North American Menopause Society. Maturitas, 2014, 79:349–354.

[18] Brown JM, Hess KL, Brown S, et al. Intravaginal practices and risk of bacterial vaginosis and candidiasis infection among a cohort of women in the United States. Obstet Gynecol, 2013, 121:773–780.

[19] Strandberg KL, Peterson ML, Lin YC, et al. Glycerol monolaurate inhibits Candida and Gardnerella vaginalis in vitro and in vivo but not Lactobacillus. Antimicrob Agents Chemother, 2010,54:597–601.

[20] van der Laak JA, de Bie LM, de Leeuw H, et al. The effect of Replens on vaginal cytology in the treatment of postmenopausal atrophy: cytomorphology versus computerised cytometry. J Clin Pathol,2002, 55:446–451.

[21] Chen J, Geng L, Song X, et al. Evaluation of the efficacy and safety of hyaluronic acid vaginal gel to ease vaginal dryness: a multicenter, randomized, controlled, open-label, parallel-group, clinical trial. J Sex Med, 2013,10:1575–1584.

[22] Manson JE, Goldstein SR, Kagan R, et al. Why the product labeling for low-dose vaginal estrogen should be changed. Menopause,2014, 21:911–916.

[23] Santen RJ. Vaginal administration of estradiol: effects of dose, preparation and timing on plasma estradiol levels. Climacteric, 2015,18:121–134.

[24] Palacios S, Castelo-Branco C, Currie H, et al. Update on management of genitourinary syndrome of menopause: a practical guide. Maturitas, 2015,82:308–313.

[25] Sturdee DW, Panay N. Recommendations for the management of postmenopausal vaginal atrophy. Climacteric,2010,13:509–522.

[26] O'Meara ES, Rossing MA, Daling JR, et al. Hormone replacement therapy after a diagnosis of breast cancer in relation to recurrence and mortality. J Natl Cancer Inst, 2001,93:754–762.

[27] ACOG Committee Opinion: Number 659. The use of vagina lestrogen in women with a history of estrogen-dependent breast cancer. Obstet Gynecol, 2016,127:e93–e96.

[28] Le Ray I, Dell'Aniello S, Bonnetain F, et al. Local estrogen therapy and risk of breast cancer recurrence among hormone-treated patients: a nested case–control study. Breast Cancer Res Treat,2012,135:603–609.

[29] Ponzone R, Biglia N, Jacomuzzi ME, et al. Vaginal oestrogen therapy after breast cancer: is it safe? Eur J Cancer, 2005,41:2673–2681.

[30] Trinkaus M, Chin S, Wolfman W, et al. Should urogenital atrophy in breast cancer survivors be treated with topical estrogens? Oncologist,2008,13:222–231.

[31] Wills S, Ravipati A, Venuturumilli P, et al. Effectsof vaginal estrogens on serum estradiol levels in postmenopausal breast cancer survivors and women at risk of breast cancer taking an aromatase inhibitor or a selective estrogen receptor modulator. J Oncol Pract, 2012,8:144–148.

[32] Gennari L, Merlotti D, Valleggi F, et al. Ospemifene use in postmenopausal women. Expert Opin Investig Drugs, 2009,18:839–849.

[33] Nappi RE, Murina F, Perrone G, et al. Clinical profile of women with vulvar and vaginal atrophy who are not candidates for local vaginal estrogen therapy. Minerva Ginecol, 2017,69:370–380.

[34] Simon J, Portman D, Mabey RG Jr. Long-term safety of ospemifene (52–week extension) in the treatment of vulvar and vaginal atrophy in hysterectomized postmenopausal women. Maturitas,2014, 77:274–281.

[35] Simon JA, Lin VH, Radovich C, et al. One-year long-term safety extension study of ospemifene for the treatment of vulvar and vaginal atrophy in postmenopausal women with a uterus. Menopause,2013, 20:418–427.

[36] Portman D, Palacios S, Nappi RE, et al. Ospemifene, a non-oestrogen selective oestrogen receptor modulator for the treatment of vaginal dryness associated with postmenopausal vulvar and vaginal atrophy: a randomised, placebo-controlled, phase III trial. Maturitas,2014, 78:91–98.

[37] Goldstein SR, Bachmann GA, Koninckx PR, et al. Ospemifene 12-month safety and efficacy in postmenopausal women with vulvar and vaginal atrophy. Climacteric, 2014, 17:173–182.

[38] Berga SL. Profile of ospemifene in the breast. Reprod Sci, 2013, 20:1130–1136.

[39] Labrie F, Archer DF, Koltun W, et al. Efficacy of intravaginal dehydroepiandrosterone (DHEA) on moderate to severe dyspareunia and vaginal dryness, symptoms of vulvovaginal atrophy, and of the genitourinary syndrome of menopause. Menopause, 2016,23:243–256.

[40] Kaufman MB. Pharmaceutical approval update. P T , 2017,42:90–91

[41] Labrie F, Martel C, Balser J. Wide distribution of the serum dehydroepiandrosterone and sex steroid levels in postmenopausal women: role of the ovary? Menopause, 2011,18:30–43.

[42] Martel C, Labrie F, Archer DF, et al. Serum steroid concentrations remain within normal postmenopausal values in women receiving daily 6.5 mg intravaginal prasterone for 12weeks. J Steroid Biochem Mol Biol, 2016,159:142–153.

[43] Lester J, Pahouja G, Andersen B, et al. Atrophic vaginitis in breast cancer survivors: a difficult survivorship issue. J Personalized Med,2015, 5:50–66.

[44] Zerbinati N, Serati M, Origoni M, et al. Microscopic and ultrastructural modifications of postmenopausal atrophic vaginal mucosa after fractional carbon dioxide laser treatment. Lasers Med Sci, 2015,30:429–436.

[45] Sokol ER, Karram MM. An assessment of the safety and efficacy of a fractional CO2 laser system for the treatment of vulvovaginal atrophy. Menopause,2016,23:1102–1107.

[46] Salvatore S, Nappi RE, Parma M, et al. Sexual function after fractional microablative CO(2) laser in women with vulvovaginal atrophy. Climacteric, 2015,18:219–225.

[47] Sokol ER, Karram MM. Use of a novel fractional CO2 laser for the treatment of genitourinary syndrome of menopause: 1-year outcomes. Menopause, 2016,24:810–814.

[48] Pyke RE, Clayton AH. Psychological treatment trials for hypoactive sexual desire disorder: a sexual medicine critique and perspective. J Sex Med,2015, 12:2451–2458.

[49] Kingsberg SA, Clayton AH, Pfaus JG. The female sexual response: current models, neurobiological underpinnings and agents currently approved or under investigation for the treatment of hypoactive sexual desire disorder. CNS Drugs, 2015,29:915–933.

[50] Snabes MC, Simes SM. Approved hormonal treatments for HSDD: an unmet medical need. J Sex Med , 2009, 6:1846–1849.

[51] Khera M. Testosterone therapy for female sexual dysfunction. SexMedRev,2015,3:137–144.

[52] Wierman ME, Arlt W, Basson R, et al. Androgen therapy in women: a reappraisal: an Endocrine Society clinical practice guideline. J Clin Endocrinol Metab, 2014,99:3489–3510.

[53] Buster JE, Kingsberg SA, Aguirre O, et al. Testosterone patch for low sexual desire in surgically menopausal women: a randomized trial. Obstet Gynecol, 2005,105:944–952.

[54] Kingsberg S. Testosterone treatment for hypoactive sexual desire disorder in postmenopausal women. J Sex Med,2007, 4(Suppl 3):227–234.

[55] Braunstein GD, Sundwall DA, Katz M, et al. Safety and efficacy of a testosterone patch for the treatment of hypoactive sexual desire disorder in surgically menopausal women: a randomized, placebo-controlled trial. Arch Intern Med,2005,165:1582–1589.

[56] Simon J, Braunstein G, Nachtigall L, et al. Testosterone patch increases sexual activity and desire in surgically menopausal women with hypoactive sexual desire disorder. J Clin Endocrinol Metab, 2005, 90:5226–5233.

[57] Shifren JL, Davis SR, Moreau M, et al. Testosterone patch for the treatment of hypoactive sexual desire disorder in naturally menopausal women: results from the INTIMATE NM1 Study. Menopause, 2006, 13:770–779.

[58] Davis SR, Moreau M, Kroll R, et al. Testosterone for low libido in postmenopausal women not taking estrogen. N Engl J Med, 2008,359:2005–2017.

[59] Lemke EA, Madsen LT, Dains JE. Vaginal testosterone for management of aromatase inhibitor-related sexual dysfunction: an integrative review. Oncol Nurs Forum,2017, 44:296–301.

[60] Dahir M, Travers-Gustafson D. Breast cancer, aromatase inhibitor therapy, and sexual functioning: a pilot study of the effects of vaginal testosterone therapy. Sex Med, 2014, 2:8–15.

[61] Witherby S, Johnson J, Demers L, et al. Topical testosterone for breast cancer patients with vaginal atrophy related to aromatase inhibitors: a phase I/II study. Oncologist, 2011, 16: 424–431.

[62] Pfaus JG. Pathways of sexual desire. J Sex Med, 2009, 6:1506–1533.

[63] Arnow BA, Millheiser L, Garrett A, et al. Women with hypoactive sexual desire disorder compared to normal females: a functional magnetic resonance imaging study. Neuroscience, 2009,158:484–502.

[64] Stahl SM, Sommer B, Allers KA. Multifunctional pharmacology of flibanserin: possible mechanism of therapeutic action in hypoactive sexual desire disorder. J Sex Med,2011, 8:15–27.

[65] Simon JA, Kingsberg SA, Shumel B, et al. Efficacy and safety of flibanserin in postme-nopausal women with hypoactive sexual desire disorder: results of the SNOWDROP trial. Menopause,2013, 21:633–640.

[66] Derogatis LR, Komer L, Katz M, et al. Treatment of hypoactive sexual desire disorder in premenopausal women: efficacy of flibanserin in the VIOLET study. J Sex Med,2012,9: 1074–1085.

[67] Thorp J, Simon J, Dattani D, et al. Treatment of hypoactive sexual desire disorder in premenopausal women: efficacy of flibanserin in the DAISY study. J Sex Med, 2012, 9:793–804.

[68] Katz M, DeRogatis LR, Ackerman R, et al. Efficacy of flibanserin in women with hypoactive sexual desire disorder: results from the BEGONIA trial. J Sex Med, 2013, 10:1807–1815.

[69] Joffe HV, Chang C, Sewell C, et al. fda approval of flibanserin-treating hypoactive sexual desire disorder. N Engl J Med, 2016,374:101–104.

[70] Molinoff PB, Shadiack AM, Earle D, et al. PT-141:amelanocortin agonist for the treatment of sexual dysfunction. Ann NY Acad Sci, 2003,994:96–102.

[71] Diamond LE, Earle DC, Heiman JR, et al. An effect on the subjective sexual response in premenopausal women with sexual arousal disorder by bremelanotide (PT–141), a melanocortin receptor agonist. J Sex Med, 2006,3:628–638.

[72] Clayton AH, Althof SE, Kingsberg S, et al. Bremelanotide for female sexual dysfunctions

in premenopausal women: a randomized, placebo-controlled dose-finding trial. Womens Health (Lond), 2016,12:325–337.

[73] Abstracts of the ACOG (American College of Obstetricians and Gynecologists) .56th annual clinical meeting. May 3–7, 2008. New Orleans, Louisiana, USA. Obstet Gynecol,2008,111:1S–113S.

[74] Bremelanotide Meets Co-Primary Endpointsin Palatin's Phase3 Trials for Hypoactive Sexual Desire Disorder. Available at: http://www.prnewswire.com/news–releases/ bremelanotide–meets–co–primary–endpoints–in–palatins–phase–3–trials–for– hypoactive–sexual–desire–disorder– 300355401.html [cited 2017 01/29/2017].

参考书籍

[75] Streicher L Sex Rx: hormones, health and your best sex ever.

[76] Goldstein A, Pukall C, Goldstein I. When sex hurts: a woman's guide to banishing sexual pain. Perseus Books,2011.

[77] Pendergast S. Pelvic pain explained. Rowman & Littlefield Publishers,2016.

[78] American Association of Sex Educators, Counselors, and Therapists (AASECT). www. aasect.org to find a therapist trained in couple's therapy and sexual function.

[79] North American Menopause Society. www.menopause.org.

[80] American Congress of Obstetricians and Gynecologists Guide to Midlife Health:www. pause.acog.org.

[81] International Pelvic Pain Society. www.pelvicpain.org.

[82] Vaginismus: Helping Women Overcome Sexual Pain. www.vaginismus.com.